1 成長と発達

生理機能／身体機能／精神機能／栄養

2 日常生活の援助

環境／食事／清潔／排泄／安全

3 症状

発熱／腹痛／嘔吐／下痢／呼吸困難／発疹／痙攣／頭痛／意識障害

4 検査

X線検査／CT検査／MRI検査／造影検査／髄液検査／血液検査／尿検査

5 治療・処置

予防接種／身体測定／バイタルサイン／与薬／輸液／吸引／酸素療法・吸入療法／経管栄養／…ための体動制限／浣腸／… ン管理／気管切開／… ／放射線治療／食…

…患／循環器疾患／
…ー／代謝・内分泌
…疾患／耳鼻科疾患
…器疾患／運動器疾患／悪性新生物
…染色体異常／事故・外傷

付録

略語・英語一覧

Pocket Navi

小児看護
ポケットナビ

中山書店

■編集

斉藤理恵子（国立成育医療センター看護部長）
早坂 素子（国立成育医療センター看護師長）
西海 真理（国立成育医療センター小児看護専門看護師）

■執筆者（50音順）

■医師

有瀧健太郎（箕面市立病院小児科）
飯島一誠　（神戸大学大学院医学研究科内科系講座
　　　　　　小児科学分野こども発育学部門）
磯田貴義　（東京大学医学部附属病院小児科）
井原 哲　（国立成育医療センター脳神経外科）
上岡克彦　（国立成育医療センター泌尿器科）
小穴慎二　（国立成育医療センター小児期診療科）
大原博敏　（慶應義塾大学病院形成外科）
大矢幸弘　（国立成育医療センターアレルギー科）
岡 明　　（東京大学医学部附属病院小児科）
金子 剛　（国立成育医療センター形成外科）
亀井宏一　（国立成育医療センター腎臓科）
日下部浩　（国立成育医療センター整形外科）
黒田達夫　（国立成育医療センター外科）
小林信一　（国立成育医療センター膠原病・感染症科）
清水直樹　（国立成育医療センター集中治療科）
洲鎌盛一　（国立成育医療センター小児期診療科）
関 敦仁　（国立成育医療センター整形外科）
泰地秀信　（国立成育医療センター耳鼻咽喉科）
野坂俊介　（国立成育医療センター放射線診断科）
堀川玲子　（国立成育医療センター内分泌・代謝科）
前川貴伸　（国立成育医療センター臨床研究フェロー）
正木英一　（国立成育医療センター放射線診断科）
右田王介　（国立成育医療センター遺伝診療科）
道端伸明　（国立成育医療センター思春期診療科）
森 鉄也　（国立成育医療センター小児腫瘍科）

■看護師

（国立成育医療センター看護部）
加瀬由美子　　釼持 瞳　　菅原美絵　　西海真理
早坂素子　　　諸橋容子　　八代尚美
安達恭子（元国立成育医療センター看護部）
薄葉典子（国立病院機構まつもと医療センター中信松本病院看護部）

薬剤の使用に際しては，添付文書を参照のうえ，十分に配慮してご使用下さいますようお願いいたします．

序　文

　このたび「ポケットナビ」シリーズの一つとして、「小児看護ポケットナビ」が刊行される運びとなりました．小児看護の特徴を踏まえ，本書の構成は，1．成長と発達，2．日常生活の援助，3．症状，4．検査，5．治療・処置，6．疾患としました．

　小児科では一般的に0～15歳までの成長著しい発達段階にある子どもが対象となり，扱われる疾患は子どもの全身に及びます．子どもの病気を考える場合，年齢や発達の過程を常に念頭におき，正常な発達についても十分な知識をもっていることが不可欠です．本書は，子どもの成長・発達の過程に注目しつつ，主要な疾患について，病態，検査と診断，治療，看護のポイントなどを端的に把握できるよう心がけてまとめました．

　また，子どもの場合，診断がつかないまま発熱や痙攣，呼吸困難といった症状で緊急入院することが多くあります．症状が刻一刻と変化するなかで，子どもはからだの不調をことばでうまく訴えることができません．その際に行う私たち看護師の観察・対処が重要な役割を果たし，その後の病状進行，治療に影響を及ぼすといっても過言ではありません．特に3章では，日常の看護場面でよくみられる症状を取り上げ，力点をおくべきアセスメントのポイントから適切な対処を導けるようにアルゴリズムで表しました．

　少子化により小児科が混合病棟化し，多くの症例を経験できない現実がありますが，本書が小児看護に携わるより多くの読者の手に取られ，広く活用される書物となることを願っています．

2008年6月

斉藤理恵子

CONTENTS

執筆者一覧 ⋯⋯⋯⋯⋯⋯⋯⋯⋯⋯⋯⋯⋯⋯⋯⋯⋯⋯⋯⋯⋯⋯⋯⋯⋯⋯⋯ ii
序文 ⋯⋯⋯⋯⋯⋯⋯⋯⋯⋯⋯⋯⋯⋯⋯⋯⋯⋯⋯⋯⋯⋯⋯⋯⋯⋯⋯⋯⋯ iii

1. 成長と発達
- 生理機能 ⋯⋯⋯⋯⋯⋯⋯⋯ 2
- 身体機能 ⋯⋯⋯⋯⋯⋯⋯⋯ 5
- 精神機能 ⋯⋯⋯⋯⋯⋯⋯⋯ 7
- 栄養 ⋯⋯⋯⋯⋯⋯⋯⋯⋯⋯ 10

2. 日常生活の援助
- 環境 ⋯⋯⋯⋯⋯⋯⋯⋯⋯⋯ 14
- 食事 ⋯⋯⋯⋯⋯⋯⋯⋯⋯⋯ 16
- 清潔 ⋯⋯⋯⋯⋯⋯⋯⋯⋯⋯ 19
- 排泄 ⋯⋯⋯⋯⋯⋯⋯⋯⋯⋯ 22
- 安全 ⋯⋯⋯⋯⋯⋯⋯⋯⋯⋯ 25

3. 症状
- 発熱 ⋯⋯⋯⋯⋯⋯⋯⋯⋯⋯ 28
- 腹痛 ⋯⋯⋯⋯⋯⋯⋯⋯⋯⋯ 32
- 嘔吐 ⋯⋯⋯⋯⋯⋯⋯⋯⋯⋯ 36
- 下痢 ⋯⋯⋯⋯⋯⋯⋯⋯⋯⋯ 39
- 呼吸困難 ⋯⋯⋯⋯⋯⋯⋯⋯ 41
- 発疹 ⋯⋯⋯⋯⋯⋯⋯⋯⋯⋯ 44
- 痙攣 ⋯⋯⋯⋯⋯⋯⋯⋯⋯⋯ 48
- 頭痛 ⋯⋯⋯⋯⋯⋯⋯⋯⋯⋯ 53
- 意識障害 ⋯⋯⋯⋯⋯⋯⋯⋯ 55

4. 検査
- X線検査 ⋯⋯⋯⋯⋯⋯⋯⋯ 60
- CT検査 ⋯⋯⋯⋯⋯⋯⋯⋯ 62
- MRI検査 ⋯⋯⋯⋯⋯⋯⋯⋯ 64
- 造影検査 ⋯⋯⋯⋯⋯⋯⋯⋯ 67
- 髄液検査 ⋯⋯⋯⋯⋯⋯⋯⋯ 71
- 血液検査 ⋯⋯⋯⋯⋯⋯⋯⋯ 74
- 尿検査 ⋯⋯⋯⋯⋯⋯⋯⋯⋯ 78

5. 治療・処置

- 予防接種 …………………… 82
- 身体測定 …………………… 84
- バイタルサイン …………… 86
- 与薬 ………………………… 87
- 輸液 ………………………… 89
- 吸引 ………………………… 91
- 酸素療法・吸入療法 ……… 92
- 経管栄養 …………………… 93
- 安静保持のための体動制限 … 94
- 浣腸 ………………………… 96
- 瘻孔の管理 ………………… 97
- ドレーン管理 ……………… 99
- 気管切開 …………………… 101
- 呼吸器管理 ………………… 103
- 化学療法 …………………… 105
- 放射線治療 ………………… 109
- 食事療法 …………………… 112
- 救急処置 …………………… 116

6. 疾患

- 呼吸器疾患
  - かぜ症候群 ……………… 120
  - 気管支炎・肺炎 ………… 122
- 消化器疾患
  - 急性胃腸炎 ……………… 126
  - 腸重積症 ………………… 130
  - 急性虫垂炎 ……………… 132
  - 口唇・口蓋裂 …………… 134
- 循環器疾患
  - 先天性心疾患 …………… 136
  - 川崎病 …………………… 139
- 感染症
  - 麻疹 ……………………… 144
  - 水痘 ……………………… 145
  - 風疹 ……………………… 148
  - 流行性耳下腺炎 ………… 149
- 免疫・アレルギー
  - 気管支喘息 ……………… 152
  - 食物アレルギー ………… 156
  - アトピー性皮膚炎 ……… 160
- 代謝・内分泌
  - 糖尿病 …………………… 164
  - 低身長 …………………… 170
- 血液疾患
  - 貧血 ……………………… 172
  - アレルギー性紫斑病 …… 174
- 脳・神経疾患
  - 髄膜炎 …………………… 176
  - てんかん ………………… 177
  - 脳性麻痺 ………………… 184
  - 水頭症 …………………… 186
  - 二分脊椎 ………………… 188

- 耳鼻科疾患
  - アデノイド・扁桃肥大 … 190
  - 中耳炎 … 192
- 腎・泌尿器疾患
  - 尿路感染症 … 194
  - 急性糸球体腎炎 … 196
  - ネフローゼ症候群 … 198
  - 水腎症 … 202
  - 尿道下裂 … 204
- 運動器疾患
  - 骨折 … 206
  - 先天性股関節脱臼 … 210
  - 内反足・外反足 … 214
- 悪性新生物
  - 白血病 … 218
  - 神経芽腫 … 222
- 染色体異常
  - 21トリソミー … 226
  - 18トリソミー … 227
  - ターナー症候群 … 228
- 事故・外傷
  - 熱傷 … 232
  - 誤飲・誤嚥 … 236
  - 溺水 … 237
  - 転倒・転落 … 242
  - 虐待 … 244

付 録

略語・英語一覧 … 246

索引 … 253

1 成長と発達

- 生理機能
- 身体機能
- 精神機能
- 栄養

生理機能

■ 小児期の区分

- 小児は成人と異なり年齢によって身体・精神機能が大きく変化していく．小児の発育期の変化を**表1**のように区分して表現している．
- さらに成熟度を表す区分として「思春期」がある．思春期とは第二次性徴が発現し，性が成熟する時期で，12歳頃から〜18歳頃までをいう．思春期早発症の診断基準を**表2**に示す．

■表1　小児期の区分

新生児期	生後4週まで
乳児期	満1歳まで
幼児期	1〜6歳
学童期	6〜12歳
思春期	12〜18歳

■表2　思春期早発症の診断基準

男児
1. 9歳未満での睾丸，陰茎，陰囊の発育
2. 10歳未満での陰毛の発生
3. 11歳未満での腋毛，ひげの発生や変声

女児
1. 7歳未満での乳房発育
2. 8歳未満での陰毛の発生，陰唇の色素沈着などの外陰部成熟，腋毛の発生
3. 9歳未満での初経

(鴨下重彦，天野曜，松尾宣武ほか監：実践小児診療．医歯薬出版：2003.p.45より)

■ 臓器別発育

- 小児の内臓諸器官の発育は一様ではなく，それぞれ年齢的に特徴がある．20歳の成長を100％としたとき，各臓器の成長を重量で示したのがScammon(スキャモン)の臓器別発育曲線である（**図1**）．内分泌の発育はPrader(プラダー)による図が用いられている（**図2**）．

《一般型》

- 呼吸器，消化器，腎臓，心臓，大動脈，脾臓，筋，骨，血液量がこの型に当てはまる．その発育は出生時より2歳まで極めてすみやかで，2歳から学童にかけては緩やかになる．思春期には再びすみやかになり，16〜18歳になると発育速度が低下し，20歳頃に停止する．

《神経型》

- 脳脊髄の発育を示しており，5〜6歳で成人の80〜90％の

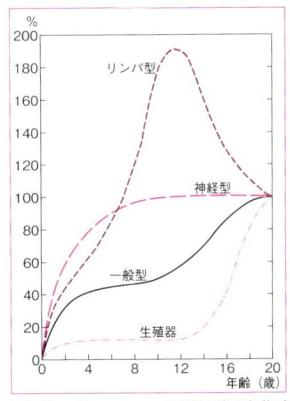

■図1 Scammonの臓器別発育曲線

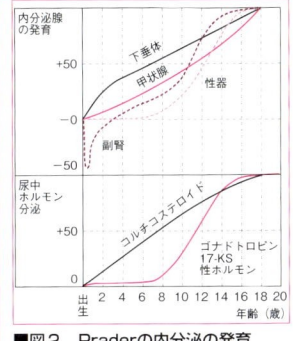

■図2 Praderの内分泌の発育

大きさに達する.

《リンパ型》
- 胸腺，リンパ組織の発育で，学童期に著しい発育を示し成人値の2倍に達し，以後漸減する.

《生殖器型》
- 精巣，卵巣，副精巣，子宮，前立腺の発育で，思春期にいたって急速に発育する.

各臓器の生理機能の発達

《消化器》
- 新生児は消化吸収能が発達していないため，成人の食物を消化吸収することができない．乳汁から離乳食，普通食へと移行していくことで腸管の機能も発達してくる.
- 乳児期は食物が十分に分解されずに抗原性の高い状態で吸収されるため感作されやすい．食物アレルギーを生じやすくなるが，年齢が高くなるにつれ腸管機能も成熟し改善してくる.
- 新生児・乳児期は胃食道移行部の機能が十分に発達していないため，胃食道逆流が起こり，吐乳や溢乳をしやすい．胃食道移行部の機能の発達により次第に消失することが多い.

《循環器》
- 胎児循環は肺動脈抵抗が高く，血液は肺には流れない．血液は心臓の右心室から肺動脈→動脈管→大動脈と流れている.

この循環は出生後の肺呼吸の開始とともに,卵円孔や動脈管,臍帯血管の閉鎖などが生じ,成人の肺循環に変化する.新生児期はこのように身体内で大きな変化が生じているため,大切に扱う必要がある.

- 呼吸・心血管系の機能の指標となるバイタルサイン(脈拍,呼吸数,体温,血圧)の年齢別標準値を**表3**に示す.

■表3 バイタルサインの年齢別標準値

	脈拍(毎分)	呼吸数(毎分)	体温(℃)	血圧(最高/最低)
新生児	130~145	40~50	36.5~37.0	80/60
乳児	110~130	30~40	36.5~37.0	90/60
幼児	90~110	20~30	36.8	100/65
学童	80~90	18~20	36.8	120/70
成人	60~80	16~18	36.0~36.5	130/80

(鴨下重彦,天野曄,松尾宣武ほか監:実践小児診療.医歯薬出版:2003.p.45より)

《生殖器》

- 生殖器の発育は個人差が大きい.小学校低学年まではほとんど発育しないが,思春期になると急速に成熟する(**表4**).

■表4 思春期の発達

女子	
8~9歳	子宮の発育が開始する
10~11歳	少しずつ乳房が膨らんでくる
11~12歳	恥毛が発生し,身長増加が促進する
12~13歳	乳頭の着色,腋毛の発生がみられる
13~14歳	初経

男子	
10~11歳	睾丸・陰茎の発育が開始する
12~13歳	恥毛が発生し,身長増加が促進する
14~15歳	声が低くなり,ひげなどが生えてくる

《免疫》

- 新生児期は好中球の機能が未熟で免疫グロブリンもIgG以外は低値であるため,細菌感染に弱い.獲得免疫が整うまで2~3年を要する.
- 乳幼児期はウイルスや細菌が侵入すると免疫応答に時間がかかるため感染症は長引きやすい.しかし,一度侵入した異物に対しては免疫系が記憶しているため,次の侵入にはすみやかに応答する.このため乳児期に風邪を引きやすかった小児も年齢が高くなるにつれ感染に強くなる.

身体機能

■ 身体各部のつり合い

- 体重，身長，頭囲，胸囲は，それぞれ成長に遅速があるので身体のバランスは成長とともに変化していく．年齢が若いほど体幹に比べて頭部が大きく四肢が短い（図1）．
- **体重**：出生児は約3kg，4か月で2倍，1年で3倍，幼児期では毎年1〜2kgずつ増加する．
- **身長**：新生児は約50cm，生後1年で約1.5倍（75cm）となる．
- **頭囲**：眉間点および外後頭隆起をとおる周囲または最大頭囲を測定する．平均出生頭囲は約33〜34cmで胸囲よりも大きい．生後1年で45〜46cmとなる．
- **胸囲**：出生時は頭囲より小さいが，生後1年でほぼ同じになり，それ以降は胸囲のほうが大きくなる．
- **脚長**：新生児期には全身長の1/3だが，成人では全身長の約1/2となる．

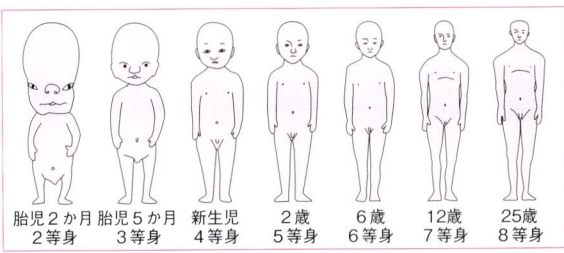

■図1　年齢による身体の割合の変化（Nelson,W.E）

■ 成長の指標

- 体重，身長，頭囲，胸囲は，その年齢に対する平均値と標準偏差（SD）で評価する．平均値±1SDに68.3%，平均値±2SDに95.5%の人が含まれる．
- 栄養状態や発育のバランスをみるには，身長と体重を組み合わせた指数が用いられることが多い．
  - **乳幼児期**：カウプ指数（体重〈g〉/身長〈cm〉^{2}×10）がよく用いられる．13以下はやせで22以上は肥満である（**表1**）．

- **学童・思春期**：ローレル指数（体重〈g〉/身長〈cm〉$^3 \times 10^4$）がよく用いられる．一般にローレル指数160以上を肥満としているが，身長により値が異なる（**表2**）．

■表1　カウプ指数

肥満	22以上
肥満傾向	19〜22
正常	15〜19
やせ	13〜15
栄養失調	10〜13
消耗症	10以下

■表2　ローレル指数

110〜129cm	180以上
130〜149cm	170以上
150cm〜	160以上

運動発達

- 乳幼児の運動発達は，中枢神経の発達と並行して一定の順序で行われていく．通常は頭部から下肢，中心から末梢に向かって発達する．
- 最初は頭頸部のコントロールが可能になり，ついで体幹の協調運動が発達し座ることができるようになる．その後，手を使ってずり這いをし，それから足を使って四つ這いになる．そして足で立って一人歩きができるようになる．
- 運動は粗大運動がまず発達し，ついで微細運動，協調運動が発達する．
  - **粗大運動**：「頸のすわり」，「寝返り」，「お座り」，「這い這い」，「つかまり立ち」，「一人歩き」ができる（**図2**）．
  - **微細運動**：5か月で「ガラガラ握り」，7か月で「お菓子を口までもっていく」，11か月で「指先でのつまみ」，1歳で「なぐり書き」，1歳6か月で「積み木つみ，スプーンで口までもっていく」，2歳で「簡単な衣服の着脱」，3歳で「はさみ使用」ができる．
  - **協調運動**：2歳で「階段昇降，ジャンプ」，3歳で「片足立ち，三輪車」，4歳で「けんけん，スキップ」ができる．

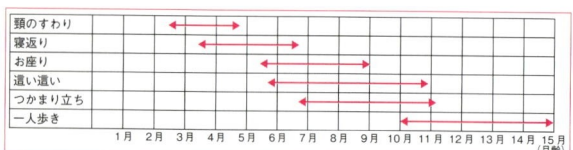

■図2　乳幼児の運動発達の目安

精神機能

■ 神経系の発達

- 脳の重量は出生時で350g，4〜5年で成人の4/5にあたる1,200gまで増加する（図1）．
- 脳重量の増加の主因は神経線維の増加によるもので，神経細胞は生後ほとんど増加しない．神経線維の増加により複雑な神経回路が形成され神経系の機能が向上し，複雑な巧緻動作ができるようになってくる．
- たとえば，物を握る（4か月），指でつかむ（8か月），指先でつまむ（11か月）というように発達していく（図2）．

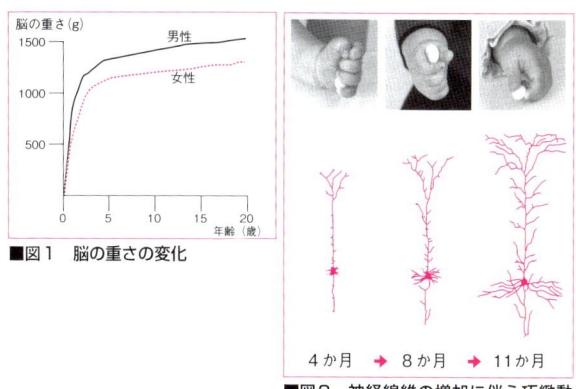

■図1　脳の重さの変化

■図2　神経線維の増加に伴う巧緻動作（指）の発達

■ 運動発達

- 一般的には，「頭→下肢」，「中心→末梢」の順に発達する．すなわち，「頸のすわり→寝返り→お座り→這い這い→つかまり立ち→伝い歩き→一人歩き」の順に発達する（p.6図2参照）．ただし，寝返り，這い這いをしないで歩行に移行する小児もときにみられる．

■ 言語・情緒の発達

- 言語・情緒の発達には環境が著しく影響する.
- 健全な発達（**表1**）には，適当な言語的刺激が与えられ，のびのびと安心して，しかも達成感をもって言語表現が行える環境が必要である．すなわち，子どもが安全に活発に遊べる環境が適しているといえる．

■表1　言語・情緒の発達

年齢	言語・情緒の発達
3か月	微笑む
4か月	声をたてて笑う
5か月	鏡に向かって笑ったり，声を出す
6か月	食物の好き嫌いの反応がある
10か月	人見知りをする
1歳	親の後追い，意味のある単語2～3個
1歳6か月	単純な命令がわかる．身体部分がわかる
2歳	2語文

■ 感覚・知覚の発達

- **視覚の発達**：新生児期は，明暗がわかり輪郭がぼやけて見える程度だが，その後，急速に視力・視覚が発達し，3歳頃には大人と同程度の視力1.0に達し，立体視もできるようになってくる（**表2**）．

■表2　視覚の発達

年齢	視覚の発達
新生児	視力0.03～0.05
1か月半～2か月	両眼固視
2～3か月	追視
3か月	瞬目反応
6か月	視力0.2，遠近がわかる
1歳	色の識別が可能
3歳	視力1.0，立体視が完成する

- **聴覚の発達**：新生児期から聴力は発達していて，人の話し声と音楽を聞き分けている．3〜4か月になると音の出ている方向がわかり，6〜7か月で個人の声の区別がつき，9〜10か月で楽器の音（音楽）を喜ぶようになる（表3）．

■表3　聴覚の発達

年齢	聴覚の発達
生後6〜14時間	強い音に反応
3〜4か月	音の方向に顔を向ける
9〜10か月	楽器の音を喜ぶようになる

■ 発達の評価法

《発達検査》

- 乳幼児期は知的能力のみの発達を評価することができないため，さまざまな角度からの評価で発達検査を行う必要がある．
- 運動機能，社会性，言語などの機能について各月齢相当の標準発達を100として発達指数（DQ）を求める．
  - 発達指数（DQ）＝発達年齢（月）/生活年齢（月）×100
- **発達検査法**：津守・稲城式，遠城寺式，Gesell式などがある．最近は，米国のデンバー式発達スクリーニングテストⅡの日本版が出され，よく用いられている．

　例　遠城寺式発達検査：移動運動，手の運動，基本的習慣，対人関係，発語，言語理解に分けて1か月〜5歳までの小児を評価できる．

《知能検査》

- 年長児では知能検査が行われる．田中・ビネー式，新版K式，ウェクスラー検査（WISC-Ⅲ）などが一般的な検査法である．
  - 知能指数（IQ）＝精神年齢（月）/生活年齢（月）×100

　例　ウェクスラー検査：個人の知的発達の状態をプロフィールで表示し，知的能力を分析的な視点からとらえることができる．

栄養

■ 小児期の栄養

- 乳幼児期の栄養は成長,発育を支えるうえで重要な意義がある.さらに乳児においては,授乳を介して母親との愛着関係を確立していくうえでも重要である.
- 乳児期は消化吸収能が未熟であるため,代謝負担が少なく栄養効率のよい母乳またはミルクで始め,消化吸収能の発達とともに離乳食,幼児食へと移行していく.

《水分必要量》
- 体内の水分量は,乳児では全体重の80%を占め,成人の60%に比べると非常に多い.
- 1日の水分必要量の目安は,乳児 150mL/kg,幼児 100mL/kg,学童 80mL/kg,成人 50mL/kgである.

《熱量必要量》
- 1日の熱量必要量は,乳児 120〜100kcal/kg,1〜3歳児は100kcal/kgであるが個人差が大きい.

■ 母乳栄養

- 新生児・乳児期の栄養は母乳哺育が推奨される.母乳は乳児期前半までの発育に必要な栄養素をすべて含んでおり,消化しやすく肝・腎への負担も少ない.また,感染に対する免疫力も得られる.
- 母乳栄養児は喘息,アトピーなどのアレルギー疾患になりにくく,心理面でも母子の愛着形成に効果的であるなど,さまざまな利点がある.
- 哺乳時間は1回10〜20分で,哺乳量は1か月以降では1回100〜200 mLくらいである(**表1**).

■表1 母乳栄養の1日哺乳量

年齢	1日量(mL)
1週	300〜500
2週	400〜550
3週	430〜720
4週	500〜800
5〜13週	600〜1,030
4〜6か月	720〜1,150

《離乳》
- 離乳の目的は,発育に伴って増加する栄養所要量を食事で摂取することや,咀嚼能力を獲得することである.

- **離乳開始の時期**：消化吸収能が発達し，固形食を摂食する能力が発達する時期は5か月頃が妥当と考えられている．離乳食の進め方の参考になるものとして2007年3月厚生労働省より「授乳・離乳の支援ガイド」が出されている（**図1**）．

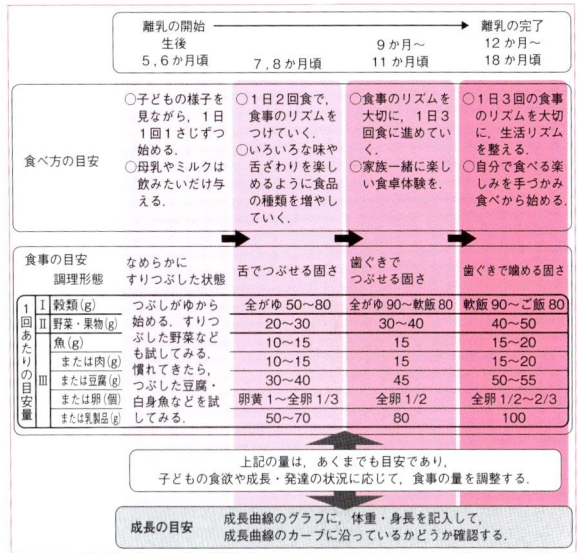

■図1　離乳食の進め方の目安（厚生労働省「授乳・離乳の支援ガイド」より）

- 母乳栄養が明らかにすぐれているといえるのは生後4～5か月頃までのため，離乳の完了は1年以内が望ましい．離乳が十分に進まない乳児は，生後11か月頃に鉄が欠乏しがちになる．

■ 幼児・学童期の栄養

- 日常生活の自立とともに食事習慣を確立させる時期である．成人とほぼ同じ食事をするようになるが，不規則，偏食，虫歯，肥満，やせに気をつける．
- 近年の食生活の変化は幼児・学童期の栄養を偏ったものにしている．特に，蛋白質，カルシウム，ビタミン，ミネラルの摂取量が減っているといわれている．
- 夜ふかしが影響し，朝食をとらないまま学校へ行く子どもが

■栄養状態の評価

- 栄養状態や発育状態の評価は，身体発育，精神運動機能，生理機能，生化学的検査で評価する．通常は身体発育を指標として行うことが多い（カウプ指数，ローレル指数〈p.5参照〉）．
- 最近は，運動量の減少や高脂肪・高カロリーのファストフードの普及など，肥満につながる環境要因が増えている．幼児期以降の肥満は成人における高血圧症，糖尿病，高コレステロール血症の早期発症と関連するので指導が必要である．
- **肥満度の診断**：肥満度＝実測体重−標準体重/標準体重×100（％）で計算し，20〜30％を軽度，30〜50％を中等度，50％以上を高度肥満とする．
- 乳児期および思春期には鉄欠乏性貧血がみられやすい．顔色不良，頻脈，朝起きられない，持久力がない，氷をかじりたがるなどの症状が出たら本症を疑うようにする．
  - **乳児期**：胎内で獲得した鉄分の蓄えが減り，急激に体重が増加するため鉄分が不足してくる．母乳は鉄含有量が少ないので離乳食の移行が十分でないと鉄欠乏をきたしやすい．乳児期の鉄欠乏は知的発達にも影響を与えるため，Hb値11g/dL以下の場合は積極的な治療が推奨される．
  - **思春期**：急激な体の成長や生理出血量の増加，過激なスポーツなどによって鉄欠乏性貧血を起こしやすい．またこの時期の不規則な食事，ダイエットも貧血の原因となる．

■摂食行動

- 新生児期は反射的に吸啜するが，次第に空腹になると哺乳する自律哺乳が確立する．離乳期になると咀嚼機能が発達し固形食を摂取できるようになる．次第に一人で食べられるようになり，集団で食事をするなど食事のルールを獲得していく．
- 摂食行動の発達の目安を**表2**に示す．

■表2 摂食行動の発達

年齢	摂食行動の発達
5〜6か月	ビスケットを自分で食べる
6〜7か月	コップから飲む
11か月	コップを自分で持って飲む
12か月	スプーンで食べようとする
1歳4か月	自分の口のまわりをふく
1歳9か月	ストローで飲む
2歳6か月	こぼさないで食べる
3歳	箸を使いはじめる
3歳6か月	だいたい一人で食べる

2 日常生活の援助

- 環境
- 食事
- 清潔
- 排泄
- 安全

環境

目的
- 子どもの入院環境は，治療に専念できるというだけでなく，生活の場としてとらえ，疾病や治療による成長発達の阻害を最小限にし，清潔，安全・安楽な環境となるように調整する必要がある．このことは，小児看護領域の業務基準にも明示されている（**表1**）．

■表1 小児看護領域で特に留意すべき子どもの権利と必要な看護行為（抜粋）

- 説明と同意
- 最小限の侵襲
- プライバシーの保護
- 抑制と拘束
- 意志の伝達
- 家族からの分離の禁止
- 教育・遊びの機会の保証
- 保護者の責任
- 平等な医療を受ける

（日本看護協会「小児看護領域の看護業務基準」より〈1999年〉）

方法

1. ベッドの選択

- 病室やベッドの選択は，病状を最優先して考慮する必要がある．入院生活の中心となる場所なので，発達段階，日常生活行動も考慮して選択する．
- 子ども用のベッドは大きさだけでなく，柵の高さも異なる（**図1**）．運動発達状態，理解力，性格，自身での判断や行動の可否を十分考慮したうえで選択し，ベッドからの転落を防止する．

<u>注意</u> ベッドからの転落は家族と一緒にいるときに多く発生している．ベッド上での過ごし方，ベッド柵の上げ下ろしについては家族へも指導する．

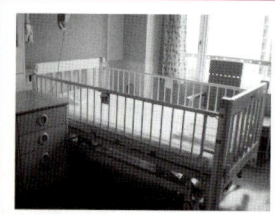 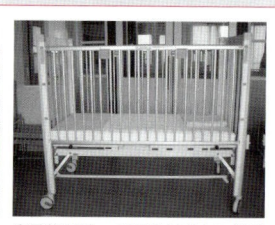

身長約100cm以上の子どもに使用　身長約100cm以下の子どもに使用

■図1 子ども用ベッド

方法

2. 環境整備

- 子どもは年齢によって生活リズムが異なるため,病室は発達段階別とするのが望ましい.また,十分な観察が必要となる年少児や重症児の病室はできるだけナースステーションに近づけ,観察しやすい環境を整える.
- プレイルームがあれば,あらゆる発達段階の子どもに対応できるようなおもちゃや本,ビデオ,テレビなどをそろえる.
- 学童期以上の子どもには学習できる場所があるとよい.
- 清潔な環境を維持するために,汚れたらそのつど清掃することを心がける.

観察のポイント 整理整頓するときは,おもちゃなどが壊れていないか観察する.特にベッド内のおもちゃが踏み台や障害物,危険物となることがある.

- 床頭台はベッドから手が届かない位置に置く.興味本位で手を伸ばし,転落や誤飲などの事故につながることがある.
- 病室だけでなく廊下やプレイルーム,食堂なども常に整理整頓するように心がける.

注意 子どもは何でもおもちゃにしてしまうことを常に念頭において整理する.

- 面会や付き添いに関しては,できる限り規制や制限を調整し,子どもと家族が一緒にいられるような環境を提供する.

環境

MEMO
転室するときの留意事項

　病室を選択するときは,上述したように子どもの病状や年齢などを考慮して決定する.十分な観察が必要な子どもはナースステーションに近い病室が選択されるが,病状が落ち着いた場合や,より観察を必要とする子どもが入院してきた場合は,随時,転室を行わなくてはならない.しかし,学童以上の年齢になった子どもは,友人関係から転室を嫌がることもある.また,病室がナースステーションから離れることで,家族が見放されたととらえてしまう場合もある.そのため,転室の際は,できる限り事前に,家族と子どもに理由を説明し,納得してもらう必要がある.

食事

目的
- 子どもにとっての食事は，必要なエネルギーや栄養素を摂取するためだけでなく，哺乳行動から咀嚼機能を獲得するために必要な行動でもある（**表1**）．また，食事をすることによって味覚が発達し嗜好が形成される．
- 食事をとおした家族や友人とのコミュニケーションによって，食事の習慣や社会生活を営むうえで必要なルールやマナーを学ぶ．
- 発達段階によって，食事に関するさまざまな問題が発生する．家族から家庭での食事に関する情報を得ながら子どもの特性をふまえて対応する（**表2**）．

■表1　発達段階と食事の関係

発達段階	栄養の特徴	食行動の特徴
新生児期	● 必要な栄養を乳汁から摂取する	● 愛着形成の確立
乳児期	● 乳汁栄養から幼児食に移行する過程	● 基本的な摂食機能である捕食，咀嚼，嚥下機能の獲得 ● 離乳食の形態，回数，量，ミルク回数で4段階に分けて進める（「離乳食の進め方の目安」p.11参照）
幼児期	● 離乳が完了し普通食となる	● 食行動の自立，食習慣を含めた生活習慣の基礎の確立 ● スプーン，コップ，箸の使用
学童期・思春期		● 食習慣の完成と家庭の食文化の伝承

■表2　発達段階と食生活の問題

発達段階	食生活の問題
新生児期・乳児期	ミルク嫌い
幼児期	偏食，食べ遊び，むら食い・小食，孤食
学童期・思春期	摂取量・栄養バランスの不良，欠食・外食などの増加，ダイエット

方法

1. 授乳

- 授乳は，新生児期から乳児期の子どもの栄養摂取方法であるのと同時に，母子の絆を深め，愛情を育む時間でもある．
- **授乳の間隔**：母乳栄養の場合，欲しがるだけ与える自律哺乳が一般的である．母乳分泌が良好になる生後1か月頃は約3時間おきで1日7～8回になる．生後2か月以降では約4時間おきになり，徐々に夜間の授乳はやめていくよう調整していく．
- **授乳の手順**

①授乳前は，おむつ交換と手洗いをする．

②ミルクを38～40℃に温め，乳首は子どもの舌の上にのるようにして，しっかりとくわえさせる．

注意 くわえ方が浅いとうまく吸啜できない．

③子どもの顎の下にガーゼやタオルなどを挟み，衣類の汚染と頸部への流れ込みを防ぐ．

観察のポイント 授乳中は子どもの哺乳力，顔色，呼吸状態，咳込み，嘔気などを観察する．

④授乳後は，子どもを立て抱きにして，背中を軽く叩いて排気をさせる．新生児では，授乳途中で哺乳力が落ちた場合に排気をさせるとまた哺乳しはじめることがある．

注意 生後2～3か月頃，母乳から人工乳に切り替えようとするときに哺乳量の低下が生じることが多い．そのときは，少しずつ量を増やしたり，白湯，果汁，野菜スープなどで補ったりするとよい．

2. 食事介助

- 子どもが箸を使い，一人で上手に食べられるようになるのは3歳半～4歳頃である．それまでは，栄養の摂取や食習慣の習得をしてもらうために食事介助が必要となる．介助方法は発達段階によって全介助とするか一部介助とするかを調整する．
- **食事介助の手順**

①食事前に，おむつ交換などの排泄介助をして，手洗いをさせてから椅子に座らせる．

②「いただきます」「ごちそうさま」の挨拶を一緒にする．

③偏食防止のため，主食，副食，汁をバランスよく順番に与える．

観察のポイント 食べ方，摂取量，好み，食事中の行動など，摂

食事

方法
　取状態を観察する.
④食事が終わったら口腔内の残渣物を流すために，麦茶または白湯を摂取させる.
⑤皮膚トラブルの予防のため，おしぼりで口周囲，頸部，手を拭く.

[注意] ベッド上安静や点滴などで体位や行動に制限がある場合は，おにぎりにするなど，子どもが食べやすいように調理形態を工夫する．また，水分は摂取しやすいようにストローを用いる．

3. 経管栄養

- 経管栄養とは，嚥下障害，消化管障害，意識障害，術後などで経口による栄養摂取が十分にできない場合に，鼻腔または口腔からチューブを挿入し，胃にミルクなどの液体を注入する方法である．
- 胃食道逆流症がある場合は，チューブを十二指腸まで挿入することもある．
- 食道閉鎖などの疾患がある場合は，瘻孔（胃瘻・腸瘻）からの経瘻管法を行うこともある．

⇒詳細は，経管栄養の項（p.93）を参照．

MEMO
配膳の際の注意事項

　配膳の際は，食物アレルギーやカロリー制限のある子どもがいることを常に念頭におく．

　食堂などで食べる場合は，他の子どもと一緒に食べることになるため，看護師は制限のある子どもを注意深く観察する必要がある．たとえば，他の子どもへ配膳した食事を間違って食べる，隣の子どもの食事をつまみ食いする，下膳したものを誤食することなどが考えられる．

　病室で食べる場合でも，看護師による配膳間違いや，家族が病室から食事を取りに来たときの間違いなどが考えられるため，必ずダブルチェックを行うなど注意が必要である．

　特に，食物アレルギーのある子どもでは，配膳間違いが命を脅かすことになりかねないため，十分な観察が求められる．

清潔

目的
- 全身および皮膚の感染予防，血液循環を良好にする，新陳代謝の促進，気分を爽快にする，清潔習慣を身につける，観察などの目的で，入浴，沐浴，清拭，洗髪，坐浴などから子どもの状態に合った方法を選択し，実施する．

方法

1. 入浴
- 入院中であっても手術前や退院間近の回復期にある場合などで，入浴が可能な子どもや，入浴の許可が医師より出されている子どもに実施する．

  注意 浴室は滑りやすいので転倒の危険性がある．また浴槽に湯を張ることで溺水の危険性も生じるため，入浴の際は必ず看護師が付き添う．

- 家族から家庭での入浴方法，特に洗髪は嫌う子どもがいるのでその対処法などを聞いておく．可能であれば，家族とともに入浴介助を行う．
- 子どもだけでは十分な洗浄ができないため，看護師が援助する．ただし，年齢，発達段階によっては自分でできることは自分で行うように促す．

2. 沐浴
- 沐浴は，一般的には定頸するまでの入浴介助方法だが，施設によってはお座りが安定するまで行っている．

● 沐浴の手順
①38〜40℃のお湯を沐浴槽に入れる．それより少し熱めのお湯をかけ湯として，ピッチャーなどに準備する．
②着替え，おむつを準備し，その上からバスタオルを広げる．
注意 沐浴後すぐに着替えができるようにしておく．
③上向きの状態で，顔，頭部，頸部，上肢，胸腹部，下肢の順に洗う．
④右手で子どもの左腋窩をつかんで背中を上にし，背中と臀部を洗う．
⑤その後，上向きに戻し，陰部を洗ってかけ湯をした後，湯からあげる（図1）．

3. 清拭
- 疾患や治療によって入浴が不可能な場合や，ベッド上安静の

方法

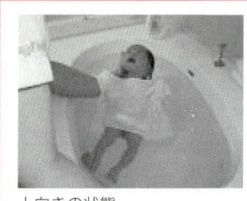
上向きの状態

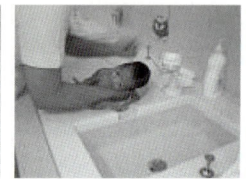
背中を上にした状態

■図1　沐浴の方法

指示がある場合に，清潔の保持，爽快感の獲得，血液循環の促進のために行う．
- ウォッシュクロスによる清拭と，石鹸をつけながら行う石鹸清拭がある．
- 50℃程度のお湯を準備し清拭するが，熱がる子どももいるので様子を見ながら行う．
- 顔，上肢，胸腹部，背部，下肢，臀部，陰部，肛門部の順に，末梢から中枢に向かって清拭する．
- 背部を拭くときには，看護者の右手で子どもの左肩（親指以外の4指が腋窩にあたるように）を支え，子どもの胸部を看護者の上前腕にのせるようにする．
- 頸部，腋窩，陰部，臀部は，汚れがたまりやすい部位なので丁寧に拭く．石鹸清拭の場合は，石鹸が残らないように拭く．

注意 子どもが石鹸を舐めないように注意する．
- 子どもの年齢，発達段階によっては自分でできることは自分で行うように促す．

4. 洗髪
- 疾患や治療によって入浴が不可能な場合や，ベッド上安静の指示がある場合に，清潔の保持，爽快感の獲得，血液循環の促進のために行う．
- 洗髪車または清拭台とベースンを用いて行う場合がある．
- 洗髪することを子どもが理解できるように説明して協力を得る．家族と一緒に行うことができれば子どもの協力を得やすい．

● 洗髪の手順

①ベッドの端にラバーシーツとバスタオルを敷き，子どもの頸部にタオルとケープを巻く（乳幼児の場合は，体幹と四肢を

方法

バスタオルでくるむ).

②洗髪鉢またはベースンの中に頭が入るように子どもを移動させて洗髪を行う.

[注意] 洗髪中は，子どもはもそもそとした体動をする場合が多いため，体位がずれてしまうことがあるので注意する.

③シャンプーやリンスなどの成分が残ると，皮膚を刺激し，ふけや痒みの原因になるのでしっかり洗い流す.

④ドライヤーで頭皮をよく乾燥させる.
- 熱傷を予防するためにドライヤーは頭から10cmほど離してあて，指間に髪を通しながら乾かす.

清潔

5. 坐浴
- おむつを着用しているため沐浴または入浴ができない子どもや，おむつかぶれのある子どもの陰部・臀部の清潔保持のために行う.

- **坐浴の手順**

①38～40℃の温湯をベースンに1/2～2/3ほど満たす.

[注意] おむつかぶれなどがある場合は，熱めにすると刺激となりやすい.

②子どもを抱きかかえて行うので，ベースンが安定し，介護者の行いやすい高さ（ベッド上，清拭台など）で準備する.

③ベースンの横に，新しいおむつを準備し，その上からバスタオルを広げる.
- 軟膏塗布などで処置をしている場合は，処置物品も準備しておく.

④沐浴するときのように子どもの上半身を支え，身体を安定させる．片手で支えきれない場合は2人で行う.

⑤臀部を温湯につけ，石鹸を用いて手で洗う.
- 軟膏塗布をしている場合は，古い軟膏をベビーオイルやオリーブ油を用いてやさしく取り除く.

⑥石鹸成分が残らないように最後にかけ湯をして洗い流す.

⑦準備したバスタオルの上に子どもを寝かせ，水分をよく拭き取る.

[注意] 皮膚が浸潤していると細菌繁殖しやすくなる．おむつかぶれがある場合は，発水性のある軟膏を塗布し，皮膚のバリア機能を補う.

排泄

目的
- 新生児期から乳児期は排尿を抑制することができないため、膀胱に尿が溜まれば排尿する。また、哺乳によって腸の蠕動運動が盛んになるため、反射的に「いきみ」が誘発される。それと同時に肛門が弛緩し便が体外に排出される。
- **排尿**：1歳を過ぎる頃から、排尿前後に特定の行動をすることがある。トイレに連れていって排尿するようになるのは2歳過ぎ、完全に自立するのは3歳半頃である。
- **排便**：子どものサインに気づいてトイレに連れていけば排便できるのが2歳半頃で、自立するのは4歳頃、後始末までできるのは4歳半頃である。

方法

1. おむつ交換
おむつ交換の手順
① 新しいおむつを広げておく。
② お尻の下に手を入れて腰を持ち上げた状態で、汚れたおむつと新しいおむつを手早く交換する。
③ 排便時は、市販のお尻拭きや、温湯で湿らせた綿花やガーゼなどで拭き取る。
- 特に、鼠頸部（男児は陰嚢下部、女児は陰唇の間）を丁寧に拭く。

注意
- 拭き残し、強い拭き取りは皮膚損傷の原因になる。
- おむつが外れている子どもでも、手術後や輸液療法を受けるときにおむつを使用することがある。この場合、羞恥心のため、排泄をしたがらなかったり、おむつ交換時に嫌がったりすることがあるので、プライバシーの保護には十分に注意する。

2. 排泄介助
- 治療・処置のため、トイレに付き添って介助を行う場合とベッド上で尿器、便器、おまる（図1）、チャンバー（図2）などを用いて介助を行う場合がある。安静度、発達段階によって介助方法を選択する。
- 可能な限りトイレで排泄する方法が望ましい。
- トイレに付き添う場合は、移動方法を考慮し、子どもに行わ

方法

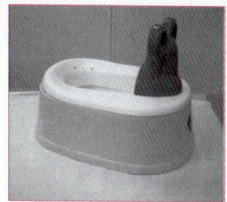
■図1 おまる

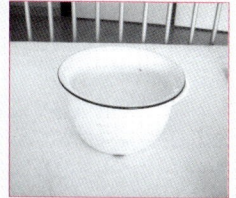
■図2 チャンバー

れている処置の妨げにならないよう注意しながら排泄介助を行う．

- 排泄量の計測が必要な場合や，採尿・採便が必要な場合，トイレの便器では不安定な場合などは，おまるやチャンバーを使用する．
- ベッド上での排泄や排泄行動に制限が加わるといった日常と異なる状況や年齢によっては，羞恥心などからなかなか排泄できない子どももいる．トイレに行くことができない理由や，ベッド上で排泄しても構わないことを子どもにもわかるように説明して，排泄を促す．
- ベッド上で排泄する場合は，ナースコールが押せる子どもであれば介助者は便器などをあてて体位を整えたら，ナースコールを手元に置いていったん離れ，排泄が終わったらコールしてもらうようにするとよい．
- チャンバーは幼児期後半から学童期前半くらいの子どもに使用する．ベッド上またはベッドサイドに置き，チャンバーをまたぐようにして腰掛けて排泄する．

注意 チャンバーはバランスを崩しやすく不安定なので，排泄中は付き添い，転倒を防ぐ．

3. トイレットトレーニング

- トイレットトレーニングとは，子どもが自分の意志でトイレに行って排泄できるよう支援することである．
- 一般的にトイレットトレーニングを始める時期は，1歳半〜3歳頃までで個人差はある．
- 成長発達に応じた排泄の自立を促すためにも，入院中にトイレットトレーニングの対象となる子どもを把握しておく．たとえば，排泄が確立される時期にある長期入院中の子どもや入院・治療・検査により排泄退行*のあった子どもである．

| 方法 | ● 母親からあらかじめ排泄を意味する言葉や仕草，排泄間隔などについて情報収集をしておき，個別に計画を立てる．
● 面会中は母親にトイレットトレーニングを行ってもらう．下着の着替えの量を増やしてもらうなど，家族の協力は必至であることを伝えておく．
● **トイレットトレーニングの流れ**
①はじめは排尿間隔（1～2時間くらい）ごとに，トイレやおまるに誘導してみる．子どもからの訴えの有無にかかわらず，毎日，同じ時刻（食前，食後，就寝前など）におまるに座らせたり，トイレへ誘導したりすることが重要．
注意 誘導は無理強いしない．
②トイレやおまるで排泄できたときはほめてあげる．子どもに自信を与えることによって，やる気を起こさせる．
注意 失敗したときは叱らないで，「次は教えてね」などと子どものやる気を引き出すような声かけを行う．
③おむつを濡らす回数が減ったら，日中はパンツをはかせる．
④日中の排泄が自立したら，発達に応じて夜間もおむつを外していく．
⑤排泄が自立したら陰部および臀部の拭き方（前から後ろへ拭く）を教え，手洗いもするよう指導する．
注意 入院などの環境の変化や精神的に不安定になることによって，排泄退行が現れることがある．このようなときは無理にトイレットトレーニングを行わず，時期を待って再開する． |

＊排泄退行：いったん自立しかけた排泄行動がおむつに戻ること．

安全

目的

- 活発に動き回る子どもに対する安全への配慮は、発達段階によって異なる.
- 特に、乳幼児期にある子どもは、自ら危険を回避する能力をまだ身に付けていないため、看護師を含め周囲から安全確保という視点での対応が求められる.

1. 体位変換

- 自発的に体動が困難な子どもでは、血行障害、筋の拘縮・変形の予防、肺の拡張促進、気道分泌物の排出促進、胃の排気を促し腸蠕動を活発にするなどの目的で行う.

2. 移送

- 検査や処置などのために病室から別の場所へ移動する際、転倒・転落やカテーテル類の事故抜去の予防、また看護師が緊急時に対応できるよう移送具を用いて行う.

3. 安静保持のための体動制限

- 検査や治療、処置に対して理解・協力を得られにくい子どもには、安全で確実に行うことを目的に、体動制限を必要最小限に行う.

方法

1. 体位変換

- 枕、バスタオル、タオルケット、砂嚢などを用いて、前述の目的が達成できるよう体位を調整する.

2. 移送

- 移送の方法は、子どもの病状と発達段階とを考え併せて選択する.
- 移送時の安全・安楽を考慮し、ストレッチャー、車椅子、キャリーカートなどを使用する(**図1**). 抱っこは、介助者の手をふさぎ、緊急時に対応できないため、移送の方法としては選択肢に入れない.

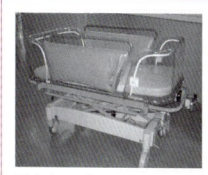
ストレッチャー

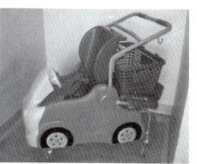
キャリーカート

■図1 移送具

方法

● **移送の手順**

①ストレッチャーなどの移送具は，使用前に点検を行う．

[観察のポイント] 破損の有無だけでなく，注射針のキャップや小さなおもちゃなど，口に入りそうなものが落ちていないかを確認することも重要．

②移送前は，輸液ラインやバルンカテーテルなどが圧迫，屈曲，もしくは引っ張られていないか確認する．

③移送中に子どもがずり落ちないよう，タオルなどを用いて体位を安定させる．

④移送中は，子どもが手や足を出して挟まれたりしないよう注意しながら移送する．

3. 安静保持のための体動制限

- 制限や固定は，シーネ，肘関節帯，ジャケット，シーツ，バスタオル，砂嚢などで行う．
- 子どもの人権を侵害しうる行為であるため，子どもには理解の程度に応じた説明を行い，家族（保護者）には制限が予想される場合も含め，事前に十分に説明し記録しておく．また，緊急で制限が必要になった場合は，その場で家族に連絡を取り状況説明をし，同意を得る必要がある．
- 説明内容は，目的，方法，実施予定期間，解除する目安，面会中の家族の子どもに対する対応などについてである．

[注意]

- 診療・処置を効果的に行うために，子どもの発達段階，診療への協力などをアセスメントし，必要最小限の体動制限になるよう配慮する．
- 子どもにとって精神的な苦痛となるため，表情や機嫌などを確認しながら可能な限り制限を解除する時間が設けられるよう調整する．おもちゃ，絵本，ゲームなどで精神的に楽になるよう工夫をする．

⇒詳細は，安静保持のための体動制限の項（p.94）を参照．

3 症状

- 発熱
- 腹痛
- 嘔吐
- 下痢
- 呼吸困難
- 発疹
- 痙攣
- 頭痛
- 意識障害

発熱

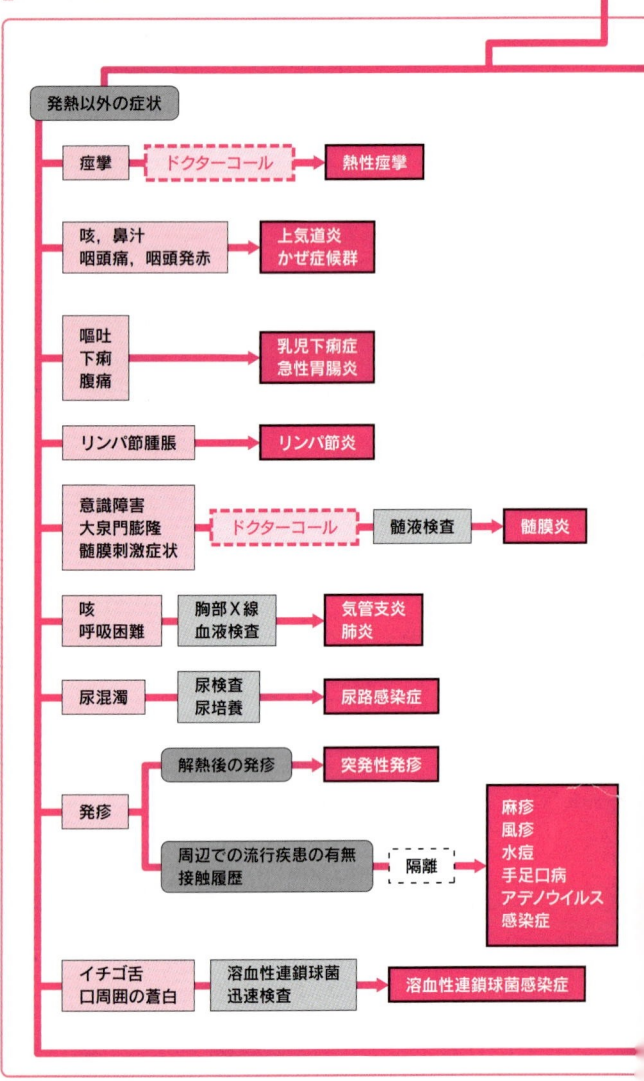

アルゴリズム

```
                    ┌─────────────┬──────────────┐
                    │ 新生児期     │ 高温の環境    │
                    │ 3か月未満   │              │
                    │             │ 意識障害      │
                    │ 髄液検査     │   ┌──┬──┐   │
                    │ 血液培養     │  あり  なし  │
                    │             │   │    │    │
                    │ 髄膜炎       │  熱中症 夏季熱│
                    │ 敗血症       │              │
```

発熱

- 5日以上続く発熱 → 四肢末端の硬性浮腫（急性期）/ 膜様落屑（回復期）/ 口唇・口腔粘膜の発赤，イチゴ舌 / 非化膿性頸部リンパ節腫脹 / 不定型発疹 / 眼脂を伴わない眼球結膜充血 → **川崎病**

- 痛み
  - 耳痛 / 耳漏 → **中耳炎**
  - 腹痛 → 腹部X線 / 血液検査 / 超音波検査 → **急性虫垂炎 / 尿路感染症**
  - 関節痛 / 歩行困難 → **関節炎**
  - 口の中の痛み → **ヘルパンギーナ / ヘルペス性歯肉口内炎**
  - 耳下腺の痛み → **流行性耳下腺炎**
  - 局所の痛み → **蜂窩織炎 / 骨髄炎**

●発熱

発生機序
- 体温は,脳の視床下部にある体温調節中枢による体内の熱産生と体表面からの熱放散によりほぼ一定に保たれている.
- この体温調節中枢のしくみが,以下のようなさまざまな原因によって障害されると体温が上昇し,すなわち発熱となる.
  - 病原体の感染や血液疾患,アレルギーなどによって産生された発熱物質.
  - 熱中症などによる熱放散の抑制(うつ熱).
  - 悪寒,ふるえによる熱産生の促進. など
- 発熱はその程度により微熱(37〜37.9℃),中等度の発熱(38〜38.9℃),高熱(39℃以上)に分類する.
- 高熱は熱型により,①稽留熱,②弛張熱,③間欠熱,④波状熱(周期熱と回帰熱)などに区別する.

判断基準
- 発熱の経過(突然起こったか,前駆症状はあったか,持続しているかなど),熱型を把握する.
- 活気,機嫌を観察する.
- 全身の症状(下痢,嘔吐,発疹,疼痛など)を観察する.
- 気候,生活環境(衣服,室温など)を確認する.
- 家族や周囲の流行性疾患の有無を確認する.

対処方法
1. 保温
- 悪寒の訴えや末梢に冷感がある場合は保温する.

2. 冷やす
- 掛け物を蹴ったり,布団から這い出たりする場合は薄着にし,嫌がらなければ氷枕などで冷やす.

3. 解熱剤の使用
- 解熱剤の指示がある場合は使用し解熱を図る.

4. 水分補給
- 発熱時は不感蒸泄の増加や水分摂取の減少により水分不足になりやすい.
- 脱水症を予防するため,果汁,経口補液剤などを十分与える.

5. 栄養補給
- 発熱時は食欲が低下し,必要なエネルギーが摂取できないため,消化のよい高栄養食を与える.

6. 身体の清潔の保持
- 清拭により皮膚の清潔を図り,皮膚呼吸を促す.

対処方法
- うがいや湿らせたガーゼによる清拭で口腔内の清潔を保つ．
- 衣類は吸湿性にすぐれた木綿のものを選び，発汗後は清拭し更衣する．

7. 心身の安静
- 新陳代謝を最小限にとどめ，状態の悪化を防ぐため，環境を整えて安静を保つ．

MEMO

脱水の判断基準

脱水は摂取水分量の不足あるいは体液の喪失量が摂取量を上回って水分の必要量が満たされないときに起こる．子どもは成人に比べて体重あたりの水分必要量や水分の出入りが多く，また腎機能も未熟なため脱水になりやすい．

- **脱水の種類**
  - 高張性脱水（血清Na＞150mEq/dL）
  - 等張性脱水（130≦血清Na≦150mEq/dL）
  - 低張性脱水（血清Na＜130mEq/dL）
- **脱水によって変動する検査値**
  - 血清電解質（Na，K，Cl），血液ガス，BUN，クレアチニン，血清蛋白濃度，ヘマトクリット値，尿比重
- **脱水症の程度と症状**

症状・所見		軽症	中等症	重症
体重減少	乳児	5％以下	6〜10％	10％以上
	年長児	3％以下	3〜9％	9％以上
皮膚ツルゴール低下		−	＋	＋＋
皮膚色		やや蒼白	蒼白	チアノーゼ
粘膜(口唇など)の乾燥		±	＋	＋＋
眼窩の陥凹		−	＋	＋＋
大泉門		平坦	少し陥凹	明らかに陥凹
尿量		軽度低下	低下	無尿
循環状態	脈拍	正常	速脈を弱く触れる	速脈をかすかに触れる
	血圧	正常	正常か低下	低下

※高張性脱水⇒皮膚ツルゴール低下，眼球・大泉門の陥凹はあてはまらない．また，チアノーゼは軽度であり，脈拍も比較的良好である．

腹痛

```
元気がある
├─ 突然の腹痛
│   ├─ 下痢 → 乳児下痢症
│   └─ 軽い咳 下痢 など → かぜ症候群
└─ 排便がない → 便秘

                    便培養 → 食中毒
                      │
              家族, 友人にもみられる
                      │
ぐったりしている ── 嘔吐 下痢 など → 急性胃腸炎
    │
    ├─ 間欠的な激痛
    │   イチゴジャム様の便
    │   嘔吐 など
    ├─ 右下腹部の痛み
    │   鈍痛時に激痛
    │   発熱
    ├─ 激痛
    │   嘔吐
    │   腹部膨満
    │   便秘
    └─ 外傷の既往
        打撲 など
              │
      腹部X線・腹部超音波検査
              │
    ├─ 腸重積症
    ├─ 急性虫垂炎
    ├─ イレウス
    └─ 腹部外傷
```

アルゴリズム

腹痛

- 繰り返す
  - 毎日同じ時間に泣く → **乳児コリック**
  - 立ちくらみ めまい，嘔吐 → 朝に多い → **起立性調節障害**
  - 学校や家庭にストレスがある → **心身症**
  - 便秘と下痢を繰り返す → **過敏性腸症候群**

- 発疹 紫斑 関節痛 → **アレルギー性紫斑病**
- 吐血 下血 → **消化性潰瘍**
- 咳 → **気管支喘息発作／上気道炎／下葉肺炎**
- 鼠径ヘルニア → **鼠径ヘルニアの嵌頓**
- 女子 → **卵巣囊腫茎捻転／卵管炎／月経困難症**
- 男子 → **精巣軸捻転／精巣上体炎**

- 発熱 尿の混濁 → 尿検査 尿培養 → **尿路感染症**

●腹痛

発生機序
- 腹痛刺激（痛覚）は末梢（内臓諸器官や腹壁，後腹膜など）の感覚受容器から脊髄を経て大脳皮質へ伝達され，痛み（疼痛）がどこで起こっているのかを感知する．

判断基準
- **発症の仕方**と**経過**，**腹痛の部位**を観察する．
- **腹痛の症状**（激痛か，鈍痛か）および**随伴症状**を確認する．

1. 乳児の場合
- 言葉を上手に話せない乳児の場合は，授乳後も泣きやまない，火のついたように泣く，泣いたりぐったりしたりを繰り返すなどの状態がみられたら腹痛の存在を疑う．

2. 年少幼児の場合
- からだのどこかに痛みがあるだけで啼泣する．
- 腹部以外の痛みの場合でも「おなか痛い」「ぽんぽん痛い」と訴えることも考慮し観察する．

3. 呼吸器疾患の場合
- 喘息発作による横隔膜などの呼吸筋の疲労に伴う腹痛や，下葉肺炎での炎症に伴う腹痛がある．

対処方法

1. 外科的治療
- 急性の激しい腹痛の場合は，緊急に外科的治療が必要な場合がある．

　　例 急性虫垂炎，イレウス，腸重積症，鼠径ヘルニアの嵌頓，精巣軸捻転，卵巣嚢腫茎捻転など．

2. バイタルサインの確認
- 痛み，あるいは腸管出血のため，ショック状態になることがあるのでバイタルサインを確認する．

3. 検査・外科受診
- ぐったりしている場合は，X線検査，超音波検査，血液検査などによる鑑別や，外科受診が必要となる．

4. 経口摂取を禁じ，必要ならば輸液を行う

5. 浣腸
- 乳児の腹痛の原因として多い乳児コリックはガスによる腹痛なので，浣腸により改善することが多い．
- 浣腸は腸重積症の鑑別にも役立つ．

6. イレウス（腸閉塞）が考えられる場合
- 嘔吐，腹部膨満，便秘などはイレウスの重要な症状である．

対処方法
- 腸蠕動音は，機械的（器質的）イレウスで亢進し金属性となり，機能的（麻痺性）イレウスで減弱ないし消失する．

MEMO
脱水時の対処方法

1. 水分の補給
- 軽症の場合：医師の指示により母乳，果汁，経口補液剤や湯冷まし，お茶などを少量ずつ与える．嘔吐のないことを確認し，スプーンやスポイト，注射シリンジなどを利用し，5〜10mLずつ根気よく与える（3か月未満の乳児や，嘔吐があり経口摂取ができない場合は，輸液療法）．
- 中等症の場合：市販の経口補液剤はナトリウム濃度が低いので輸液により水分と電解質を補う．

2. 輸液の管理：初期輸液開始後の初回排尿を医師に報告する．

3. 摂取量と排泄量の観察：摂取量，尿量を確認し記録する．

4. 体重測定

5. 神経症状の観察と情緒的安定を図る
- 高張性脱水症では脳細胞内脱水が強く，不穏，興奮，腱反射亢進，痙攣などの神経症状がみられる．進行すると筋肉の収縮（攣縮）や全身痙攣を起こす．
- 長時間の輸液や脱水による症状のため，身体的・精神的苦痛が大きい．子どもの成長発達に応じた方法を工夫し，不安の除去・軽減を図り，情緒の安定に努める．

6. 皮膚・口腔粘膜の保護
- 皮膚や口腔粘膜は乾燥し，傷つきやすく易感染状態にあるため，食後のうがいや，口腔内清拭などを行い，口腔内を清潔に保つ．
- 長時間の輸液療法時は身体の清潔も保ちにくくなるので清拭を行う．

7. 家族への指導
- 経口摂取の場合は，あせらずに少量ずつ，根気よく与えることを指導する．
- 家族の不安や緊張の程度をアセスメントし，適切な知識を提供し不安や緊張を軽減するようアドバイスする．

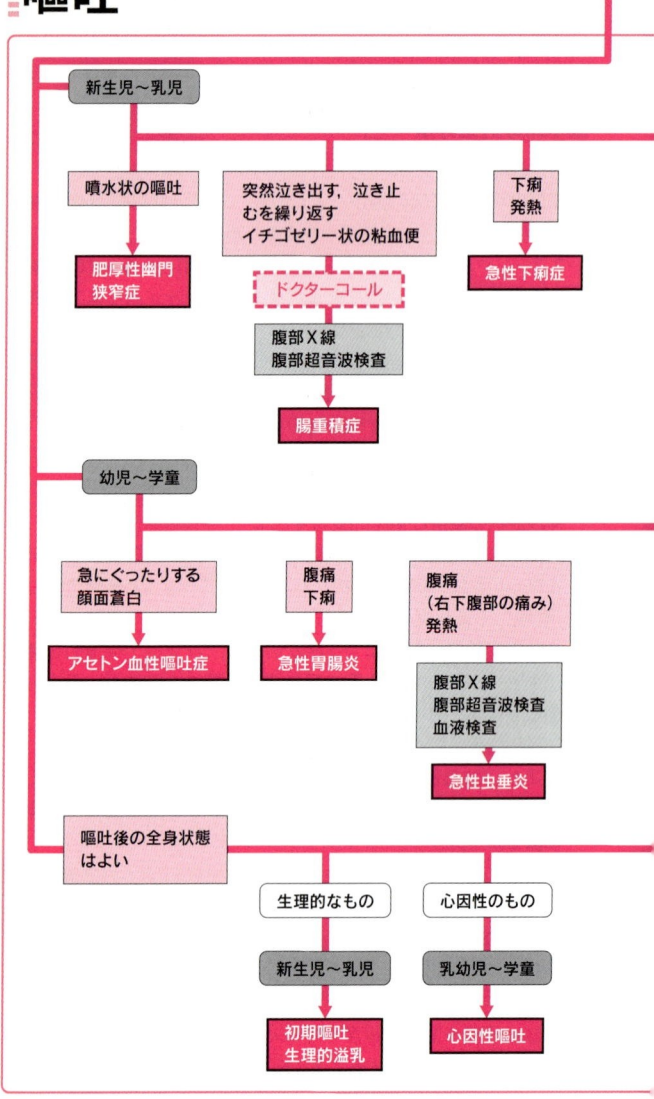

嘔吐

新生児～乳児

- **噴水状の嘔吐** → 肥厚性幽門狭窄症
- **突然泣き出す，泣き止むを繰り返す　イチゴゼリー状の粘血便** → ドクターコール → 腹部X線／腹部超音波検査 → 腸重積症
- **下痢　発熱** → 急性下痢症

幼児～学童

- **急にぐったりする　顔面蒼白** → アセトン血性嘔吐症
- **腹痛　下痢** → 急性胃腸炎
- **腹痛（右下腹部の痛み）　発熱** → 腹部X線／腹部超音波検査／血液検査 → 急性虫垂炎

嘔吐後の全身状態はよい

- **生理的なもの**（新生児～乳児）→ 初期嘔吐　生理的溢乳
- **心因性のもの**（乳幼児～学童）→ 心因性嘔吐

3 症状

アルゴリズム

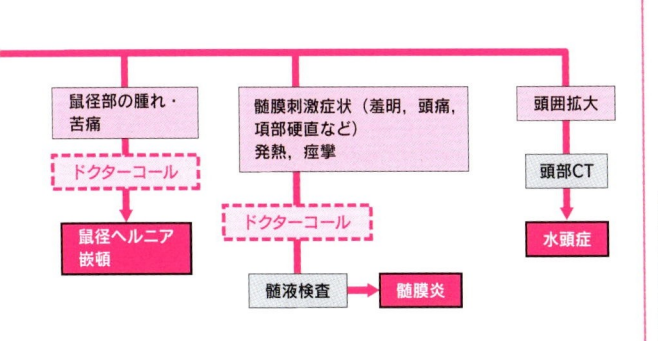

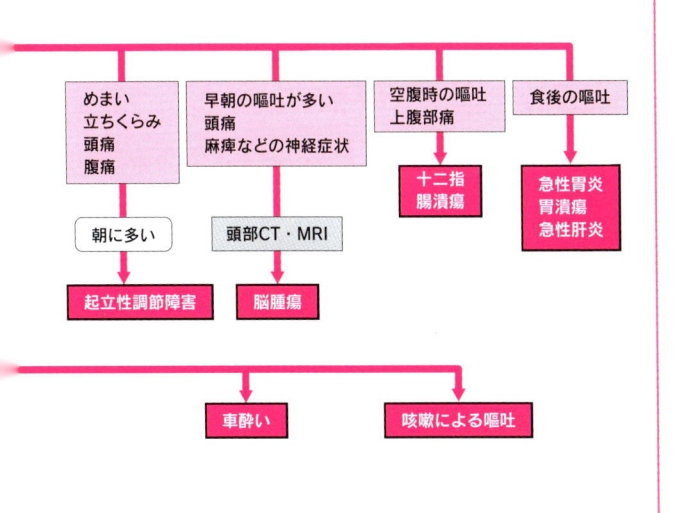

嘔吐

- 鼠径部の腫れ・苦痛
  - **ドクターコール**
  - → 鼠径ヘルニア嵌頓

- 髄膜刺激症状（羞明，頭痛，項部硬直など）発熱，痙攣
  - **ドクターコール**
  - → 髄液検査 → 髄膜炎

- 頭囲拡大
  - 頭部CT
  - → 水頭症

- めまい、立ちくらみ、頭痛、腹痛
  - 朝に多い
  - → 起立性調節障害

- 早朝の嘔吐が多い、頭痛、麻痺などの神経症状
  - 頭部CT・MRI
  - → 脳腫瘍

- 空腹時の嘔吐、上腹部痛
  - → 十二指腸潰瘍

- 食後の嘔吐
  - → 急性胃炎、胃潰瘍、急性肝炎

- 車酔い
- 咳嗽による嘔吐

●嘔吐

発生機序
- 嘔気(悪心)からはじまり,空腸と十二指腸に逆蠕動が起こり,胃壁は弛緩する.強い蠕動波が胃体部中央付近から起こるとともに肋間筋や横隔膜,腹筋の強い収縮によって腹圧が急激に上昇し,胃内容が食道を経て口や鼻から急激に噴出する.

判断基準
- 嘔吐とともに元気がない,食欲がない,睡眠が十分でないなどのときは病的であることが多い.
- 吐物を観察する(色,量,内容など).
- 嘔吐の出現時期,突然か,前駆症状があったか.
- 食事時間,哺乳時間との関連.
- どのように吐いたか(噴水状かそうでないか).
- 発熱,下痢,頭痛などの随伴症状の有無と程度と,脱水の評価.

対処方法

1. 原因疾患の治療
2. 脱水の予防と早期発見 (p.31参照)
- 吐物の量と排泄量,摂取量,輸液量を測定する.
- 体重を測定する.
- 皮膚ツルゴール,大泉門の陥没,粘膜の乾燥などを観察する.

3. 嘔吐による誤嚥,窒息を防ぐ
- 側臥位,仰臥位とする.仰臥位のときは顔を横に向ける.
- 必要に応じて気道内の吐物を吸引する.

4. 口腔内の清潔
- 嘔吐後は含嗽や湿らせたガーゼで清拭し口腔内を清潔にする.

5. 吐物の除去
- 吐物の臭いは嘔吐を誘発させることがあるので,吐物や汚れたシーツ,衣類はすみやかに除去する.

6. 心身の安静
- 胃部には氷囊を貼用し安静を図る.
- 周囲の言動に注意し不安を軽減するよう静かな環境を整える.

7. 輸液の管理
- 嘔吐が続くときは経口摂取を禁じ輸液を行う.

8. 生理的嘔吐に対する授乳指導
- 哺乳の様子,授乳や排気の手技を観察し,正しい授乳指導を行うことが大切である.

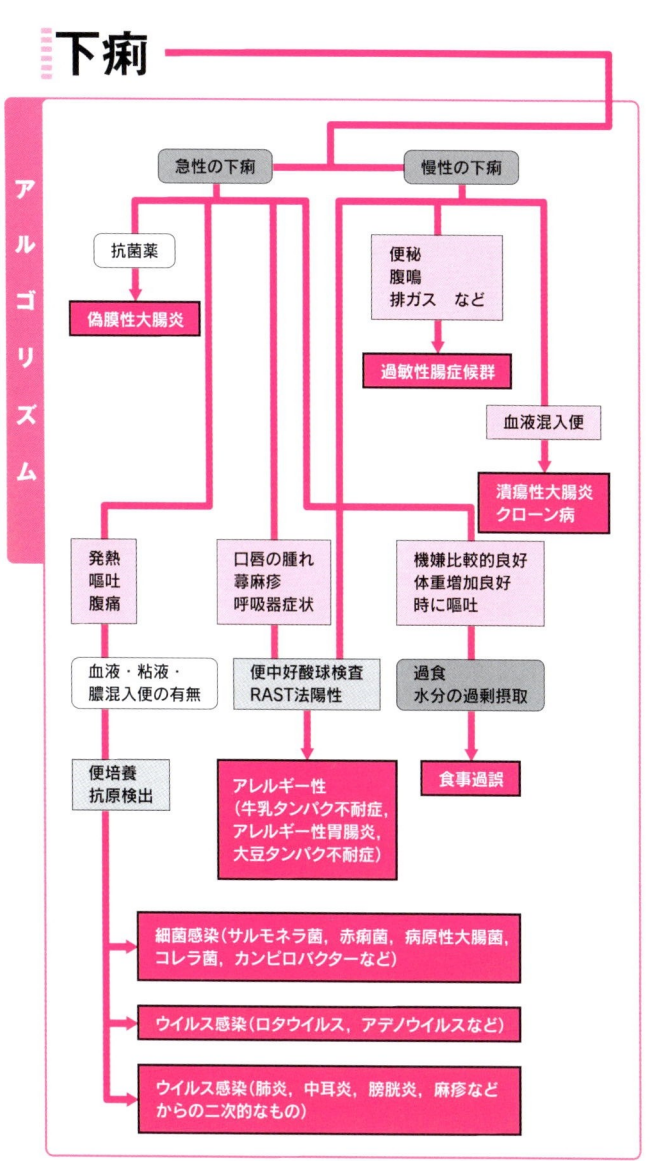

下痢

アルゴリズム

```
急性の下痢
├─ 抗菌薬 → 偽膜性大腸炎
├─ 発熱・嘔吐・腹痛
│    └─ 血液・粘液・膿混入便の有無
│         └─ 便培養・抗原検出
│              ├─ 細菌感染（サルモネラ菌，赤痢菌，病原性大腸菌，コレラ菌，カンピロバクターなど）
│              ├─ ウイルス感染（ロタウイルス，アデノウイルスなど）
│              └─ ウイルス感染（肺炎，中耳炎，膀胱炎，麻疹などからの二次的なもの）
└─ 口唇の腫れ・蕁麻疹・呼吸器症状
     └─ 便中好酸球検査 RAST法陽性
          └─ アレルギー性（牛乳タンパク不耐症，アレルギー性胃腸炎，大豆タンパク不耐症）

慢性の下痢
├─ 便秘・腹鳴・排ガス など → 過敏性腸症候群
├─ 血液混入便 → 潰瘍性大腸炎・クローン病
└─ 機嫌比較的良好・体重増加良好・時に嘔吐
     └─ 過食・水分の過剰摂取 → 食事過誤
```

●下痢

発生機序

- 便中の水分が増加した状態をいう．腸管機能の障害や腸内容の変化が生じると水分出納のバランスが崩れる．
- 発生機序による下痢の分類を表1に示す．

■表1　発生機序による下痢の分類

浸透圧性	浸透圧性物質(二糖類不耐症時の二糖類など)が存在するときに起こる
滲出性	腸管壁の透過性亢進により，滲出液が腸管内に漏れ出すために起こる．感染症による場合が多い
分泌性	腸管粘膜からの電解質の分泌により大量の水様性下痢が起こる
腸管の蠕動亢進	腸壁からの水分吸収が時間的に間に合わないため起こる
その他	気候の変化や体質異常あるいは情緒的原因による．この場合は大脳皮質と高位自律神経中枢の緊張異常により腸管の蠕動亢進が起こる

(山崎智子監：明解看護学双書4 小児看護学．金芳堂：2005．p.185より)

判断基準

- **便の状態**を観察する．
- 硬さ：硬便，有形便，軟便，泥状便，泡沫状便，水様便．
- 色：緑，白，米のとぎ汁様，タール様，イチゴゼリー状．
- 臭い：酸臭，腐敗臭．
- 混入物：顆粒，血液，粘液，膿．
- **全身状態**(機嫌，意識レベル，発熱，活気，顔貌，嘔気・嘔吐，食欲，排便と食事との関係，腹痛の有無と部位，排尿回数・量，おむつかぶれの状態)を観察する．

対処方法

1.食事療法

- 嘔吐がある場合は，少量ずつ頻回の経口輸液を行う．
- 母乳栄養の乳児はそのまま経口摂取を続け，人工栄養の乳児は一時的に医師の指示した濃度に希釈して与える(離乳食は一時中止または一段階前に戻す)．幼児・学童は炭水化物中心の軟食とする．
- 特別の指示がないかぎり水分制限はしない(脱水予防)．

2.清潔の保持

- 排便後は便の取り扱いに注意し，微温湯で臀部を清拭する．
- びらんが強いときは排便ごとに湯での洗浄や臀部浴を行い，軟膏を塗布する．
- 必要のある場合に限って抗菌薬を投与する．
- 感染が疑われる場合は，感染予防の原則に沿って援助する．

呼吸困難

アルゴリズム

- 慢性進行性 → 神経症状, 感覚障害, 意識障害
  - あり → **中枢性疾患 / 代謝性疾患**
  - なし → CK, アルドラーゼ上昇 → **進行性筋ジストロフィ / ミオパチー**

- 急性 → 誤嚥の有無
  - あり → 直ちにドクターコール / 胸部X線, 頭部X線 → **異物**
  - なし →
    - 痙攣, 嘔吐などの神経症状 → 直ちにドクターコール → 頭部CT → **脳炎・脳症, 頭蓋内出血, 脳腫瘍**
    - 発熱, 咳嗽 → 胸部X線, 血液検査 → **感染症**(肺炎, 気管支炎, 喉頭炎, 心筋炎, 脳炎・脳症など)
    - 心音の異常 → 心電図, 心エコー, 胸部X線 → **心疾患**(先天性心疾患, 心炎, 心筋炎など)

- 喘鳴, 陥凹呼吸, 無呼吸など → 肺野の異常呼吸音
  - 著明 →
    - 呼吸困難を繰り返す → **気管支喘息**
    - 胸部X線 → **急性細気管支炎, 肺炎, 気胸, 胸水貯留**
  - 目立たない → 喉頭部軟部X線 → **クループ, 異物**

●呼吸困難

発生機序

- さまざまな原因によりガス交換が不十分となり,努力感や息苦しさを感じる状態(**表1**).
- 子どもは解剖学的特徴,機能的未熟性により容易に呼吸困難を発生しやすい(**表2**).さらに不安,恐怖を感じやすく,興奮しやすいため,過換気となりやすい.

■表1 呼吸困難の原因

呼吸性(肺胞におけるガス交換の障害)	扁桃炎,咽頭炎,肺炎,気管支炎,気管支喘息,肺気腫など
中枢性(呼吸中枢の機能障害)	脳出血,脳炎,脳腫瘍,外傷など
心臓性	先天性心疾患,心筋炎,心筋症など
代謝性	重症貧血,血色素異常など
心因性	過換気症候群など

■表2 呼吸異常の分類

数と深さの異常	多呼吸,徐呼吸,過呼吸,浅表性呼吸,無呼吸
型の異常	陥没呼吸,肩呼吸,鼻翼呼吸,下顎呼吸,呻吟,シーソー呼吸,起坐呼吸
リズムの異常	チェーン・ストークス呼吸,クスマウル大呼吸,ビオー呼吸

判断基準

- 顔色,呼吸の数(**表3**),深さ,リズムを観察する.
- 喘鳴や呼吸音を聴取する.
- パルスオキシメータによる酸素飽和度,動脈血ガス分析値の把握.
- 前駆症状や随伴症状(発熱,咳,鼻汁,鼻閉,痙攣,麻痺,浮腫,尿量の減少など)を観察する.
- 呼吸困難を悪化させる要因(食事や哺乳との関係,誤飲,呼吸困難の既往,原因疾患)の有無を確認する.
- 胸部X線により肺の状態を確認する.異物やクループが疑われる場合は頸部の撮影も行う.

■表3 正常呼吸数(回/分)

新生児	40〜50
乳児	30〜40
幼児	20〜30
学童	18〜20
成人	12〜18

対処方法

1. 人工呼吸
- 必要に応じてバッグ,マスクによる人工呼吸を行う.
- 呼吸困難が重度の場合は,気管挿管して人工呼吸が行われる.

対処方法

2. 気道確保
- 鼻腔,口腔の分泌物を除去する.吸引前は十分な酸素投与を行う.
- 頸部伸展位をとる.
- 必要時は,エアウェイ,気管切開,気管挿管の準備を行う.

3. 酸素投与
- 子どもの年齢や呼吸困難の程度に応じて,適切な投与方法を選択する.
- 投与方法:鼻腔カニューレ,酸素マスク,酸素テント,酸素ボックスなど.新生児,乳児では保育器を使用することもある.
- パルスオキシメータを装着し酸素飽和度をモニターする.
- 気道の乾燥を防ぐため,加湿器やネブライザーを用いて加湿する.

4. 身体の安静
- 酸素消費量を最小限にするため安静臥床とする.
- 子どもが最も楽に呼吸できる体位とする.

5. 精神の安静
- 泣いたり,騒いだりすると酸素消費量を増加させる.事前に子どもの欲求を聴取しておき,泣き出したりしないよう適切に対処する.
- 家族の不安が子どもの精神面に大きな影響を与えるため,家族の不安を解消できるよう支援する.

6. 吸入療法
- 気管支喘息発作,クループによる呼吸困難には薬液の吸入が行われる.
- 子どもの発達に応じたマスクやマウスピースを選択し,効果的に吸入できるよう工夫する.

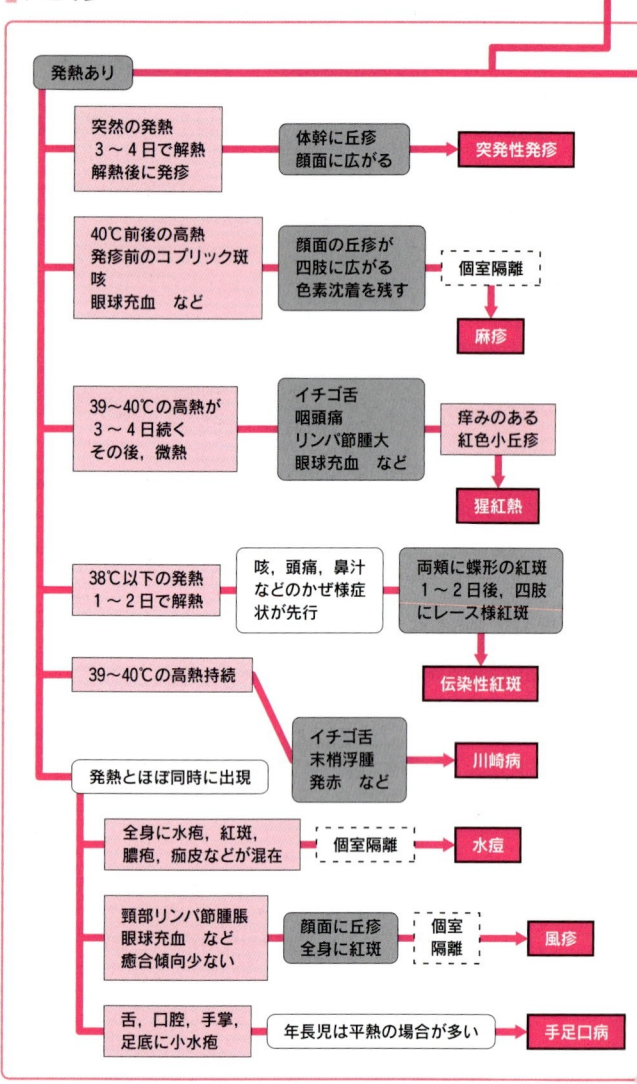

発疹

発熱あり

- 突然の発熱
  3〜4日で解熱
  解熱後に発疹
  → 体幹に丘疹
  顔面に広がる
  → **突発性発疹**

- 40℃前後の高熱
  発疹前のコプリック斑
  咳
  眼球充血 など
  → 顔面の丘疹が
  四肢に広がる
  色素沈着を残す
  → 個室隔離
  → **麻疹**

- 39〜40℃の高熱が
  3〜4日続く
  その後，微熱
  → イチゴ舌
  咽頭痛
  リンパ節腫大
  眼球充血 など
  → 痒みのある
  紅色小丘疹
  → **猩紅熱**

- 38℃以下の発熱
  1〜2日で解熱
  → 咳，頭痛，鼻汁
  などのかぜ様症
  状が先行
  → 両頬に蝶形の紅斑
  1〜2日後，四肢
  にレース様紅斑
  → **伝染性紅斑**

- 39〜40℃の高熱持続
  → イチゴ舌
  末梢浮腫
  発赤 など
  → **川崎病**

- 発熱とほぼ同時に出現
  - 全身に水疱，紅斑，
    膿疱，痂皮などが混在
    → 個室隔離 → **水痘**
  - 頸部リンパ節腫脹
    眼球充血 など
    癒合傾向少ない
    → 顔面に丘疹
    全身に紅斑
    → 個室隔離 → **風疹**
  - 舌，口腔，手掌，
    足底に小水疱
    → 年長児は平熱の場合が多い
    → **手足口病**

アルゴリズム

発熱なし

- 痒みの強い膨疹 → 通常数時間で消える → ひどい場合は呼吸困難，腹痛，下痢 → **蕁麻疹**

- 痒み，リンパ節腫大 など → 痒みの強い膨疹は，通常数時間で消える → **伝染性膿痂疹（とびひ）**

- IgE高値 → 乳幼児期：湿潤性の湿疹／幼児期：乾燥性の湿疹／痒みが強い → **アトピー性皮膚炎**

- 咽頭・鼻孔，眼脂から黄色ブドウ球菌検出 → 口周囲・眼瞼発赤，紅斑，水疱 → **ブドウ球菌性熱傷様皮膚症候群（SSSS）**

- おむつが当たる部分に紅斑，小丘疹，水疱，びらん，まれに潰瘍を形成 → **おむつ皮膚炎**

- 円形小丘疹 → 長時間存在，拡大する → **伝染性軟属腫（水いぼ）**

発疹

●発疹

発生機序
- 子どもの皮膚は，直接外界と接する角質層が薄く，油膜をつくり皮膚を守る働きのある皮脂腺の発達も未熟であるため，細菌やウイルス，物理的・化学的刺激，日光（紫外線）などに対する保護機能が不十分である．また，汗腺の数が多いので汗をかきやすく，本来弱酸性である皮膚表面の酸性度を薄めることになり，細菌感染をまねきやすい．このような理由から子どもには発疹ができやすい．
- 幼稚園や保育所，学校などの社会生活の場をとおして発疹性の感染症にかかる機会が多くなる．

判断基準
- 発疹の**特徴**や**発熱の経過**，**発疹以外の症状**を観察し，発疹の原因や誘因を明らかにする．
- **年齢，既往歴**（予防接種・発疹症）を確認する．
- 家庭内，幼稚園や保育所，学校などでの**感染症の流行状況**を確認する．

対処方法
- 以下，麻疹，水痘，風疹，アトピー性皮膚炎の場合について述べる．

1. 皮膚の清潔保持
- 発疹の部位やその周囲の皮膚は，刺激に対して敏感であり，細菌感染をまねきやすい状態にある．皮膚を常に清潔に保つことが大切．
- 汗や汚れはシャワーや入浴で洗い流す．
- 刺激の少ない石鹸を使用し，洗い残しのないように十分にすすぐ．
- タオルは柔らかい綿製品を使用する．
- 爪は短く切っておく．

2. 皮膚の保護
- 肌の刺激になる化学繊維は避け，通気性のよい木綿の衣類にする．寝具についても直接皮膚に接する部分は，木綿で覆うなどするとよい．
- 体を締めつけないゆったりしたデザインの衣類を選ぶ．

|注意| ボタンや縫い目も刺激となることがある．

- 衣類は常に清潔を保ち，洗濯する際は洗剤が残らないように十分すすぐことを指導する．
- おむつを使用している場合は，排泄物はまめに除去し清潔な

対処方法

状態を保つ．
- 玩具は清潔で皮膚を傷つける危険性のないものを選ぶ．
- 子どもが這ったり，座ったりする場合を考慮し，床やカーペットの清潔や材質にも注意をはらう．
- 搔爬が予測される場合は，手袋による手の保護や寝衣・抑制帯の工夫をする．

3. 瘙痒感の軽減
- 清潔で刺激の少ない木綿の衣類を着用する．
- 体温が上がると瘙痒感が増強するため，クーラーなどを上手に利用し，室温を低めに調節する．
- 瘙痒感が強いときは処方されている薬剤を使用する．冷罨法も効果的である．

4. 適切な薬物療法
- 軟膏を使用している場合は，前回塗布した軟膏を洗い流した清潔な皮膚に塗布する．
- 抗菌薬やステロイド剤などを使用することもある．その際は，発疹の状態の変化や副作用に注意する．

5. 心身の安静
- 瘙痒感のために不眠となり，生活のリズムが乱れる．また不機嫌でぐずり，瘙痒感を憎悪することから搔爬の危険性が高まる．
- 一緒に遊んだり，興味をそそる絵本を読み聞かせたりなどして痒みから気を紛らわす工夫をする．
- 瘙痒感が睡眠の妨げとならないよう入浴の時間を工夫する．就寝前に入浴する際は，体温が落ちついてから入眠できる時間帯を考慮する．

注意
- 発汗後は清拭などで清潔保持に努める．
- 瘙痒感が強いときは，冷罨法が気分転換になる．

6. 二次感染の予防
- 手洗いを励行する．
- 消化のよい，栄養価の高い食事を与える．
- 感染源から子どもを保護する．

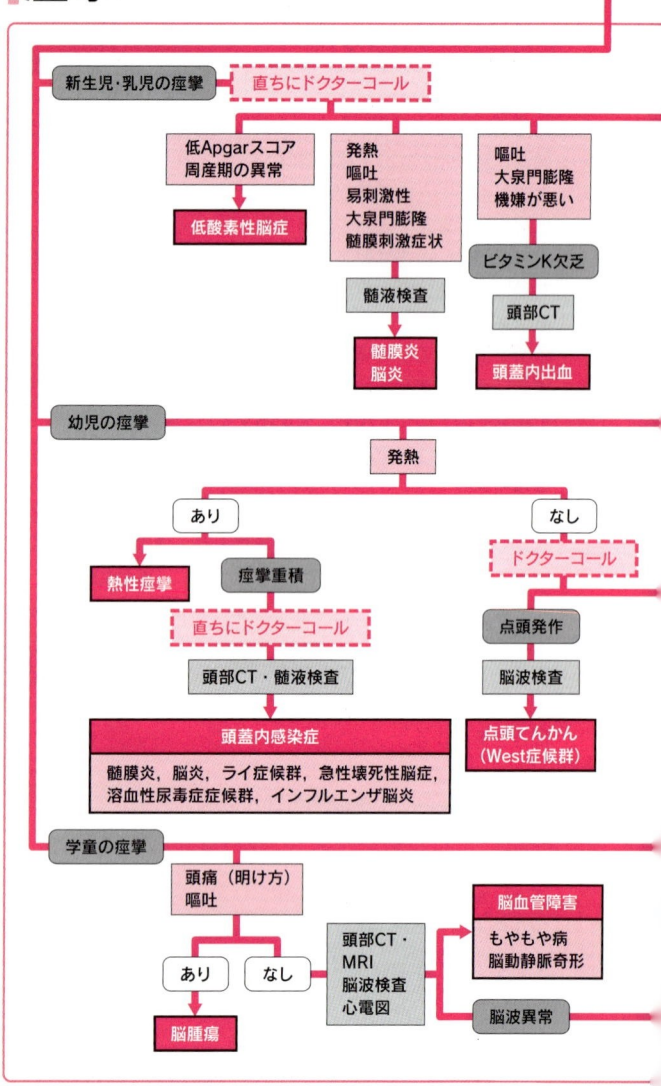

痙攣

新生児・乳児の痙攣

直ちにドクターコール

- 低Apgarスコア
  周産期の異常
  → **低酸素性脳症**

- 発熱
  嘔吐
  易刺激性
  大泉門膨隆
  髄膜刺激症状
  → 髄液検査
  → **髄膜炎 脳炎**

- 嘔吐
  大泉門膨隆
  機嫌が悪い
  → ビタミンK欠乏
  → 頭部CT
  → **頭蓋内出血**

幼児の痙攣

発熱

- あり
  - **熱性痙攣**
  - 痙攣重積
    直ちにドクターコール
    頭部CT・髄液検査
    → **頭蓋内感染症**
    髄膜炎, 脳炎, ライ症候群, 急性壊死性脳症, 溶血性尿毒症症候群, インフルエンザ脳炎

- なし
  ドクターコール
  点頭発作
  脳波検査
  → **点頭てんかん（West症候群）**

学童の痙攣

頭痛（明け方）
嘔吐

- あり → **脳腫瘍**
- なし → 頭部CT・MRI 脳波検査 心電図
  → **脳血管障害**
  もやもや病
  脳動静脈奇形
  → 脳波異常

アルゴリズム

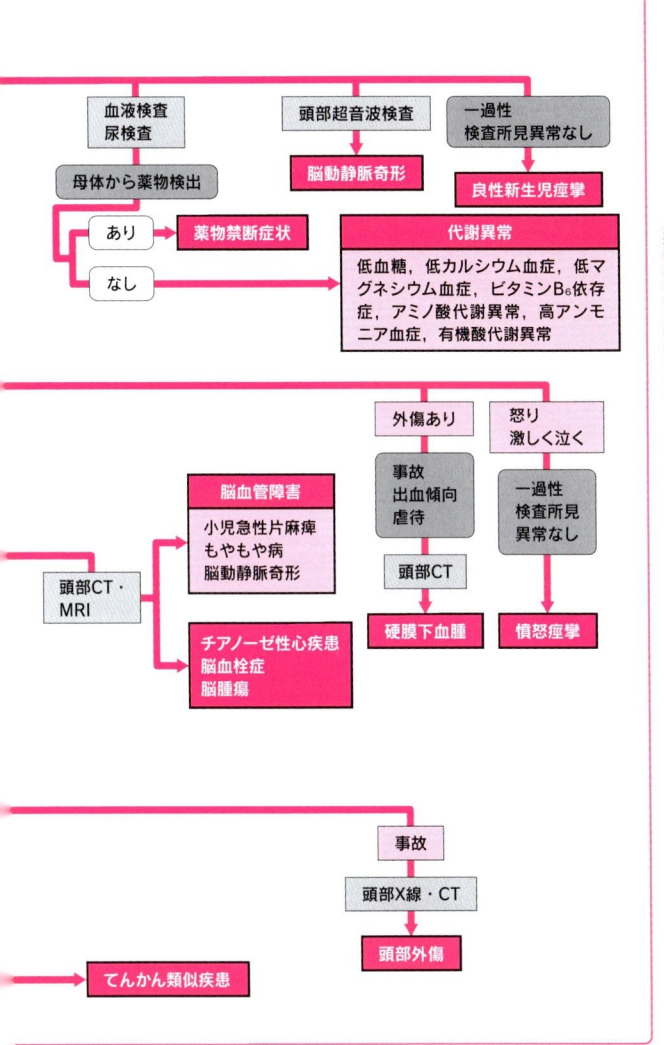

```
血液検査        頭部超音波検査      一過性
尿検査                           検査所見異常なし
  │              │                │
  ▼              ▼                ▼
母体から薬物検出  脳動静脈奇形      良性新生児痙攣
  │
  ├─ あり ──→ 薬物禁断症状
  │
  └─ なし ──→ 代謝異常
               低血糖，低カルシウム血症，低マ
               グネシウム血症，ビタミンB₆依存
               症，アミノ酸代謝異常，高アンモ
               ニア血症，有機酸代謝異常
```

```
                         外傷あり      怒り
                           │        激しく泣く
                           ▼           │
                         事故           ▼
                         出血傾向     一過性
                         虐待        検査所見
                                     異常なし
頭部CT・    脳血管障害       │
MRI        小児急性片麻痺   ▼
           もやもや病      頭部CT
           脳動静脈奇形     │
                           ▼          ▼
           チアノーゼ性心疾患  硬膜下血腫  憤怒痙攣
           脳血栓症
           脳腫瘍
```

```
                              事故
                               │
                               ▼
                          頭部X線・CT
                               │
                               ▼
                           頭部外傷

→ てんかん類似疾患
```

痙攣

●痙攣

発生機序
- 痙攣とは急激で不随意性の筋肉の収縮をいう．
- さまざまな原因により筋収縮にかかわる中枢神経系の神経細胞が過剰放電を起こした結果，発作的に生じる（**表1**）．

■表1　痙攣の分類

●原因による分類	
細菌の毒素や有害物の中毒	破傷風，尿毒症など
高熱	伝染病，感染など
脳内酸素不足	仮死など
血流量減少	貧血，脳出血
脳脊髄疾患	脳腫瘍，脳外傷，髄膜炎，脳炎，てんかん，ヒステリー

●障害部位による分類	
脳性	大脳皮質や脳幹レベルの異常興奮で生じる痙攣．てんかん性痙攣，ミオクローヌスなど
脊髄性	脊髄レベルからの命令によって生じる痙攣．ミオクローヌス，有痛性強直性痙攣など
末梢神経系	末梢の筋肉レベルの興奮で生じる痙攣．破傷風の痙攣，チック，線維束性収縮など
筋性	末梢の筋肉レベルの興奮で生じる痙攣．テタニー（末梢の運動神経の興奮性増大による四肢の筋痙攣），こむらがえり（腓腹筋の強直性痙攣）など

●型による分類	
強直性	全身性では体幹は弓なりにそりかえり（後弓反張），四肢は伸展，手を硬く握り締め，歯をくいしばる．呼吸は数秒間停止することがある 眼球は開眼し固定する
間代性	四肢をびくびくと屈曲，伸展させる 眼球も開閉を繰り返す
交代性	数秒間の強直性痙攣から間代性痙攣に移行する．これを繰り返し，次第に間隔が長くなって消失する
新生児	無呼吸 眼球の異常運動（眼球が動く，一点凝視，側方凝視，瞬目など） 口唇，舌の異常運動（口をわなわなと震わせる，吸啜様の動き，舌をぺろぺろ出すなど） 四肢の異常運動（上肢をぐるぐる回す，下肢の自転車を漕ぐような動きなど）

●痙攣重積
数分間の全身痙攣が断続的に30分以上続く．子どもでは痙攣自体が持続することがしばしばある

判断基準

- 髄膜炎は早期治療が予後を左右するので，髄膜炎の徴候の有無に注意する．
- 痙攣の部位，全身の状態を観察するのと同時に持続時間を測定する．
- 前駆症状の有無を確認する．痙攣の直前の意識は清明か，啼泣，頭痛，発熱，嘔吐，下痢の有無，頭部の外傷の既往など．
- 痙攣後の状態に異常がないか観察する．もうろうとしていないか，眠っているか，頭痛を訴えていないか，啼泣はないか，麻痺はないかなど．

対処方法

1. 新生児の痙攣の場合

①保育器に収容し，心拍，呼吸，酸素飽和度をモニタリングする．
②バイタルサインを確認する．
③痙攣が頻発する場合は，酸素投与を行い，静脈ルートを確保する．
④痙攣重積の場合は，すみやかに集中治療を行うのが望ましい．

- 新生児痙攣の微細発作は見慣れていないと見逃されることが多い．母親や看護師が「何か変だ」と感じたら注意深く観察することが早期発見につながる．
- 痙攣発作の放置は脳障害の増悪につながることがあるため，早期発見，早期診断，早期治療がきわめて重要である．

2. 乳幼児の痙攣の場合

①安全の確保

- 衣服をゆるめ，嘔吐物や分泌物による誤嚥を防ぐため，顔を横に向かせる．
- ベッドからの転落や打ちつけによる外傷に注意する．

②呼吸管理

- 呼吸抑制，呼吸困難がある場合は，頸部または背部に小枕を入れ，頸部を伸展させるなどして，気道を確保する．
- 適切な大きさのマスク，バッグを用意し，必要時酸素を投与する．

[注意] 抗痙攣薬の静脈注射の際は，必ず呼吸管理の準備をしてから行う．

③安静の保持

- 発作が消失するまで静かに寝かせ安静にする．声をかけたり，頬をたたいたり，舌圧子を入れたり，体を動かすなどして刺激を与えてはいけない．

対処方法

- 憤怒痙攣（泣き入り引きつけ）を起こしやすい場合は，母児間で良好な情緒的関係をつくれるようにサポートすることも大切である．

④痙攣の観察
- 前駆症状：痙攣直前の意識，啼泣の有無と程度，頭痛の訴え，発熱，嘔吐，下痢，外傷の既往など．
- 痙攣の性質
  - はじめから全身性に起こったか，局所性の場合は痙攣の始まった部位と全身への広がり．
  - 痙攣時の意識状態（痙攣出現と同時に失われたか，途中からか，痙攣後の意識はすぐに正常に戻ったか，泣いたかなど）．
  - 眼球は自由に動いているか，正面で固定しているか，左右上下に偏りはないか．
  - 四肢の異常運動はないか．
  - 痙攣の持続時間と時間的経過．
  - 痙攣後の障害の有無：意識回復までに要した時間，発作後睡眠に移行したか，頭痛を訴えていないか，一過性に痙攣部位の四肢に麻痺が残っていないか．
  - 痙攣の誘因の有無：発熱，昼夜のリズムの乱れや睡眠不足，精神的緊張や感情の乱れなど．

⑤正確な与薬
- 鎮静剤，抗痙攣薬が投与される場合は，呼吸状態，脈拍，副作用に注意する．

3. 学童の痙攣の場合

- 心因性のヒステリー発作の場合は，発作の出現前に誘因があり，発作後はすみやかに正常な状態に戻る．
- 誘因となる精神的緊張や感情の乱れはなかったか，親や社会関係（友人や教師との関係）の変化などをアセスメントする．

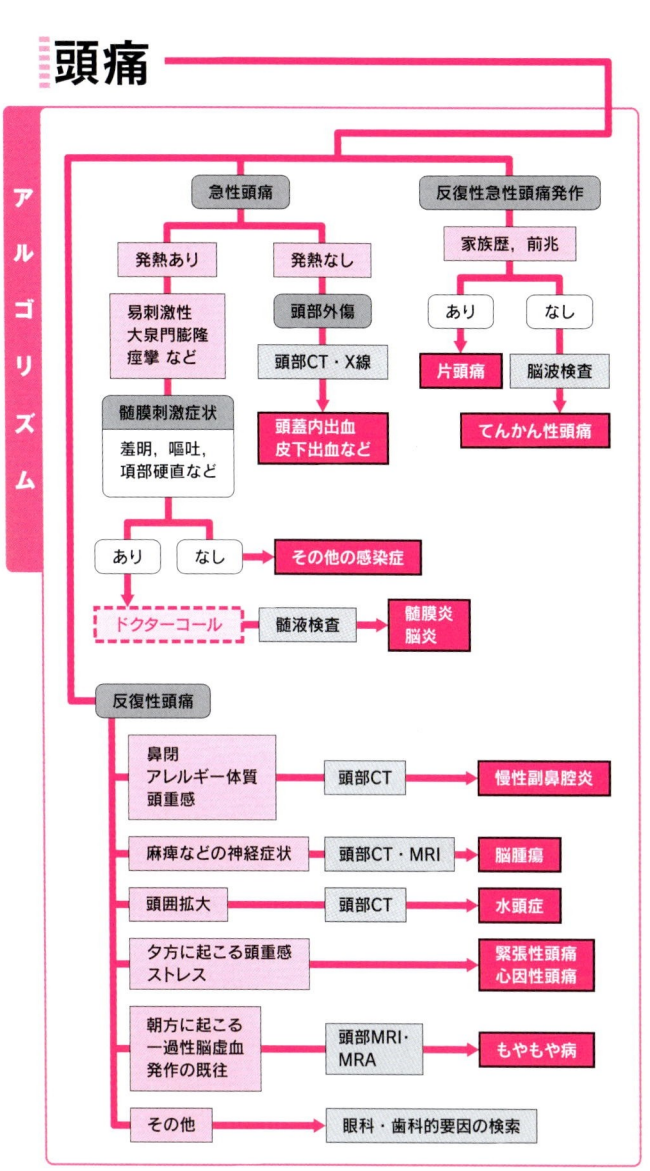

頭痛

アルゴリズム

急性頭痛

- **発熱あり**
  - 易刺激性、大泉門膨隆、痙攣 など
  - 髄膜刺激症状：羞明、嘔吐、項部硬直 など
    - あり → ドクターコール → 髄液検査 → **髄膜炎・脳炎**
    - なし → **その他の感染症**
- **発熱なし**
  - 頭部外傷 → 頭部CT・X線 → **頭蓋内出血、皮下出血など**

反復性急性頭痛発作

- 家族歴、前兆
  - あり → **片頭痛**
  - なし → 脳波検査 → **てんかん性頭痛**

反復性頭痛

- 鼻閉、アレルギー体質、頭重感 → 頭部CT → **慢性副鼻腔炎**
- 麻痺などの神経症状 → 頭部CT・MRI → **脳腫瘍**
- 頭囲拡大 → 頭部CT → **水頭症**
- 夕方に起こる頭重感、ストレス → **緊張性頭痛、心因性頭痛**
- 朝方に起こる一過性脳虚血発作の既往 → 頭部MRI・MRA → **もやもや病**
- その他 → 眼科・歯科的要因の検索

●頭痛

発生機序
- 頭部の血管の拡張,炎症,組織の牽引・圧排,筋攣縮などで発生する.
- 急性と慢性(反復性)に分けられ,急性の場合は有熱性と無熱性,さらに随伴症状を加味する.
- 病態生理学的には,血管性頭痛(片頭痛),緊張性頭痛,心因性頭痛,てんかん性頭痛,頭蓋内圧亢進および占拠性病変に起因する疾患や発熱による頭痛などがある.
- 他に起立性調節障害,高血圧性頭痛,眼精疲労性頭痛などがある.

判断基準
- 急性か,反復性か,発熱や他の症状の有無,家族歴や既往歴を鑑別する.
- 子どもは頭痛の症状について詳細に表現できないことを考慮して全身状態を観察する.

対処方法

1. 神経症状がある場合
- 意識障害を含む神経症状を呈する場合は,緊急にCT検査が行われる.
- 急激な症状の悪化や急変に対応できる体制をとる.

2. 髄膜刺激症状がある場合
- 髄液検査が行われるので脊髄・腰椎穿刺の準備をする(p.71参照).
- わずかな刺激が苦痛となる場合があるため,安静が得られる静かな環境を整える.

3. 一過性脳虚血発作の既往がある場合
- もやもや病ではアスピリンが処方される.一過性脳虚血発作(TIA)が繰り返される場合は脳神経外科を受診する.

4. 片頭痛の場合
- 発作時にはアセトアミノフェンやアスピリン(年長児ではジヒデルゴット®も)が考慮される.

5. 心因性頭痛の場合
- 原因となるストレスの除去・軽減に努める.

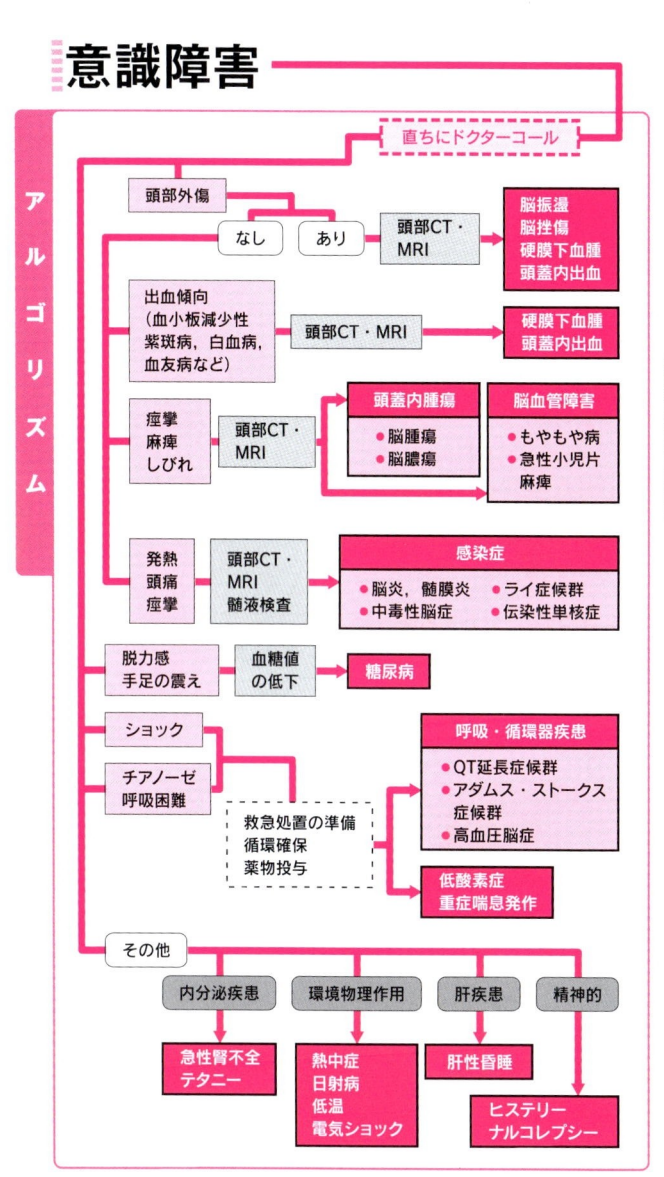

意識障害

アルゴリズム

- 直ちにドクターコール

- 頭部外傷
  - なし / あり → 頭部CT・MRI → **脳振盪 / 脳挫傷 / 硬膜下血腫 / 頭蓋内出血**

- 出血傾向（血小板減少性紫斑病、白血病、血友病など） → 頭部CT・MRI → **硬膜下血腫 / 頭蓋内出血**

- 痙攣 / 麻痺 / しびれ → 頭部CT・MRI
  - **頭蓋内腫瘍**: 脳腫瘍、脳膿瘍
  - **脳血管障害**: もやもや病、急性小児片麻痺

- 発熱 / 頭痛 / 痙攣 → 頭部CT・MRI、髄液検査
  - **感染症**: 脳炎、髄膜炎 / 中毒性脳症 / ライ症候群 / 伝染性単核症

- 脱力感 / 手足の震え → 血糖値の低下 → **糖尿病**

- ショック / チアノーゼ / 呼吸困難
  - 救急処置の準備、循環確保、薬物投与
  - **呼吸・循環器疾患**: QT延長症候群 / アダムス・ストークス症候群 / 高血圧脳症
  - **低酸素症 / 重症喘息発作**

- その他
  - 内分泌疾患 → **急性腎不全 / テタニー**
  - 環境物理作用 → 熱中症 / 日射病 / 低温 / 電気ショック
  - 肝疾患 → **肝性昏睡**
  - 精神的 → **ヒステリー / ナルコレプシー**

●意識障害

発生機序
- 意識障害とは，意識清明度の低下や，意識の内容の変化（激しい興奮や不安，せん妄，精神機能低下など）をいう．
- 意識障害はきわめて重篤な原因疾患を有する場合が多く，迅速な治療と診断が重要となる．
- 意識障害は脳幹部（間脳，中脳，延髄）を中心に，両側大脳半球の機能的，器質的病変がある場合に生じる．

判断基準
- 意識レベルの確認（表1，2）と問診で事故（頭部外傷）と中毒の既往を除外する．
- 意識障害直前の状態とどのように出現したかを確認する．
- 既往歴としての疾病を確認する．
- ショック状態の有無を観察する．
- バイタルサイン，髄膜刺激症状，瞳孔反射，眼底所見，発熱・発疹などの感染徴候を確認する．
- 検査所見：血液検査，一般尿検査，血液ガス分析，頭部CT・MRI，髄液検査（脳圧亢進がないことを確認），心電図，血液培養など．

■表1 乳児の意識レベル点数評価法（坂本法）

I 刺激しなくても覚醒している状態（1桁）	
1	だいたい意識清明だが，いまひとつはっきりしない あやすと笑うが不十分．声を出して笑わない
2	失見当識（時間・場所・人がわからない） あやしても笑わないが視線は合う
3	名前，生年月日がいえない 母親と視線が合わない

II 刺激すると覚醒する状態（2桁）	
10	普通の呼びかけで容易に開眼する 飲み物を見せると飲もうとする．乳首を見せるとほしがって吸う
20	大きな声または体を揺さぶることにより開眼する 呼びかけると開眼して眼を向ける
30	痛み刺激を加えつつ呼びかけるとかろうじて開眼する 呼びかけを繰り返すとかろうじて開眼する

III 刺激をしても覚醒しない状態（3桁）	
100	痛み刺激に対し，払いのけるような動作をする
200	痛み刺激で手足を動かしたり，顔をしかめたりする
300	痛み刺激に全く反応しない

判断基準

■表2　Mayo Clinicの分類

錯乱	刺激を誤認し，注意持続がきわめて短く，うろたえる状態
傾眠	刺激を何も与えないと眠り込むが，名前を呼んだり，体を揺すったりして刺激を与えると覚醒する．自発運動や独語がある
昏迷	痛み，強い光，大きな音などの刺激に反応する．簡単な命令に従う自発運動がある
半昏睡	痛み刺激のみに手足を引っ込めるなどの反応がある．自発運動はない．失禁（尿・便）がある
昏睡	意識の完全な消失で刺激に反応しない．深部反射，角膜反射，瞳孔反射が消失している場合がある．筋緊張はなく，失禁（便・尿）がある

対処方法

意識障害

1. 環境を整える
- 可能ならばICUなど，集中して観察できる環境で管理する．

2. 呼吸の管理
- 気道の確保：反射の抑制，消失などにより気道閉塞を起こしやすい．頻回の吸引を行い，エアウェイを準備する．
- 酸素飽和度をモニターし，酸素吸入を行う．
- 意識障害が強く，呼吸抑制がある場合は，気管挿管による人工換気を行う．

3. 水分・電解質の管理
- 尿道カテーテルを挿入し，点滴ラインを確保して水分出納を管理する．

4. 安全の確保
- 意識レベルの変化に留意し，安全に配慮する．
- ベッド柵を上げて転落を防止する．不穏状態からベッド柵などによる外傷にも注意する．
- ベッド内には外傷の危険がある玩具を置かない．

5. 体温の管理
- 低体温時は保温，高体温時は冷罨法を行う．

6. 身体の清潔保持
- 全身清拭による皮膚の保清を行う．
- 失禁がある場合は，おむつはすみやかに交換し，陰部・臀部の清拭や温湯による洗浄を行う．
- 経口摂取ができない場合が多いため，口腔内の唾液による自浄作用が低下し不潔になりやすい．その結果，口内炎，耳下腺炎，誤嚥性肺炎などの合併症を誘発する．口腔内は清潔に保つ．

対処方法

7. 角膜の保護
- 角膜の乾燥を防ぎ，抗菌薬（眼軟膏や点眼薬）で角膜潰瘍を予防する．

8. 関節拘縮の予防
- 頻回の体位変換により良肢位を保持し，適宜マッサージを行う．

9. 家族の不安の軽減
- 治療の途中でも，医師から現在の状態と治療内容について家族に説明してもらう．
- 医師の説明に付き添い，病気や治療に対する家族の理解を助ける．
- コミュニケーションを頻繁に取り，心理的サポートを図る．

4 検査

- X線検査
- CT検査
- MRI検査
- 造影検査
- 髄液検査
- 血液検査
- 尿検査

X線検査

目的
- 人体におけるX線吸収値の差を利用し，画像上の濃淡として表示する．頭部，頸部，胸部，腹部（骨盤），骨格系など，ほとんど全身が撮影対象となる．
- 病変の診断（有無，鑑別，確定，治療効果判定），カテーテルやチューブなどの位置確認が可能．確定診断には至らないことも多い．

読み方
- X線吸収値が高い（骨，石灰化，水，腫瘍など）と白く，低い（空気，脂肪など）と黒いことを利用し，周囲とのコントラストにより異常の有無を判断する．
- 病変の存在部位を正確に評価するために，正面像および側面像など，2方向以上撮影する場合がある．
- 撮影の方法には，立位，仰臥位，側臥位などがある．被検患児の年齢によっては確実な固定が必須である．
- **頭部**：頭蓋内の評価は不可能．骨折の有無やチューブの位置確認が主な目的．骨折は黒い線状構造として認識できる．
- **頸部**：アデノイドや口蓋扁桃の腫大の有無を評価する．
- **胸部（図1）**：肺炎，無気肺，気胸，心陰影（心胸腺陰影），肺血管影の異常，骨性胸郭（肋骨骨折など）を評価する．立位正面像は，腹腔内遊離ガス（右横隔膜下の線状透亮像として認識）を評価する．
- **腹部（図2）**：通常，所見は非特異的．消化管の機械的閉塞は診断可能な場合がある．

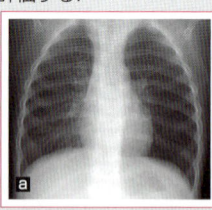

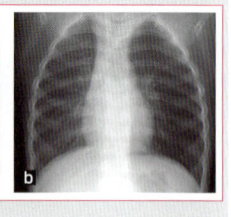

■図1　胸部X線（正面）
吸気（a）では，左肺は透過性が亢進している（黒い）．呼気（b）では，右肺は含気低下し白くなっている（透過性減弱）が，左側は吸気時と変化ない．気管支異物を強く疑う所見．気管支鏡で確認し，ポップコーンが摘出された．

> **ココがポイント！** 撮影時間はきわめて短いが，子どもの確実な固定が必須で，決して簡単でない！

読み方

- **骨格系（図3）**：脊椎側彎曲，骨折，骨格系の形態の評価，骨腫瘍の診断を行う．

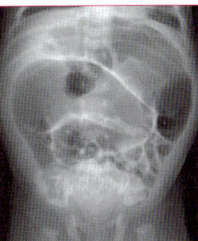

■図2 腹部X線（仰臥位）
腹部全体に拡張した消化管ガス像（黒い帯状構造）を認める．骨盤腔には認めないことから，直腸内腔が狭くなっていることが疑われる（p.68図1と同一症例）．

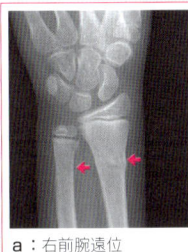

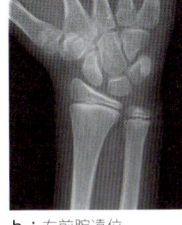

a：右前腕遠位　　b：左前腕遠位

■図3 前腕部X線（正面）

aでは，橈骨骨幹部遠位に限局した膨隆と，尺骨骨幹端近くに限局した陥凹を認め，骨折線がはっきりしない．これは，子どもの骨が柔らかいためで若木骨折といわれる．対側(b)と比較すると明瞭である．

●X線検査の看護のポイント

検査前

- 撮影部位・方法を確認し，子ども・家族に検査の説明をする．
- 全身状態が不安定あるいは体位に制限のある子どもでは，ポータブル撮影にするなど撮影方法の変更が必要な場合もある．
- 呼吸状態の安定していない子どもや急変の考えられる子どもでは，移送途中でのトラブルに備えて酸素吸入や気道確保のための物品を持参したり，医師の同行を検討したりする．
- 検査室では，子どもの緊張が高まることがあるので，子どもに人気があるビデオやおもちゃを持参し，好きなものを選んでもらい，緊張を和らげる．

検査中・後

- 検査受付時に本人であるか，子ども・家族に確認する．
- 病室でポータブル撮影を行う場合は，他の子ども・家族にも声をかけて放射線被曝を最小限にするよう配慮する．
- 必要に応じて衣類の着脱介助や体位保持を放射線技師と協力して行う．子どもが技師の指示に従って検査を受けられるように，子どもと技師間のコミュニケーションを支援する．
- 検査後はすみやかに着衣を整えて帰室してもらう．

CT検査

目的
- X線検査や超音波検査で得られた所見や疑われた疾患のさらなる精査を目的に行う．最近では，出生前診断された病変の精査のために行う頻度も増えつつある．
- ほぼ全身の臓器が適応となる．
- 中枢神経系症状がある場合，CTあるいはMRIが第一選択となることが多い．

禁忌
- 体位保持が困難な場合（検査時間が短時間であるため禁忌となることはほとんどない）．
- 造影CT：重篤な腎機能障害，ヨード造影剤に対するアレルギーの可能性がある場合，喘息治療中など．

読み方
- 検査時間は大幅に短縮され（検査範囲にもよるが数秒から長くても十秒前後），子どもにおいても鎮静が必要となる頻度は低下した．
- 被曝は最小限とする工夫が必要である（小児CTガイドライン参照：http://www.radiology.jp/modules/news/article.php?storyid=118）．
- 体内の臓器・病変は，X線の吸収値（CT値）に応じて，画像上は白黒の濃度差として表示される．骨は白く，空気は黒く描出される．あらかじめ条件設定することで，1回のスキャンで軟部条件，骨条件，肺野条件の画像が得られる．
- 検出器は多列化し，マルチスライスCTといわれる装置が普及しつつある．マルチスライスCTで得られたデータをもとに，さまざまな断面での再構成画像が作製可能で，診断に役立つ情報が得られる．
- **中枢神経系**：脳実質の詳細な評価にはMRIが適するが，CTは頭部外傷（骨折および頭蓋内出血），脳出血（白い），脳梗塞（黒い）をはじめ，適応となる病態は多岐にわたる．血管系の評価や腫瘍の評価には造影CTが必須．
- **頭頸部**：側頭骨（高分解能画像を得るためスキャン時間は長

> **ココがポイント！** 造影CTでは，造影剤注入前に留置針とルートの接続部が確実にロックされているか確認する！

い），眼窩，副鼻腔，頸部の評価を行う．側頭骨では，解剖学的異常の有無や炎症に伴う病変の有無を，眼窩ならびに副鼻腔では，炎症や腫瘍，外傷性変化を，頸部では，腫瘤性病変を評価する（通常は造影CT）．

- **胸部**：肺野ならびに縦隔病変の精査を行う．肺野は単純CTで評価可能．造影CTが必要なのは，反復する肺炎（異常血管の有無）や縦隔腫瘍（腫瘍の造影効果や周囲血管系の評価），膿胸（膿胸内の隔壁の有無は超音波検査のほうが鋭敏）など．
- **心・大血管系**：造影CTにより先天性心疾患の評価を行う．
- **腹部・骨盤（図1）**：腹腔内ならびに後腹膜腔の評価は造影CTが基本．腫瘍や炎症を含む腫瘤性病変の精査や消化管壁，鈍的腹部外傷に伴う病変の評価などを行う．膿瘍は，辺縁部分の造影効果を認める．腫瘤性病変はさまざまな造影効果を示す．炎症ならびに腫瘍ともに周囲の脂肪織に索状濃度上昇を示すことがある．
- **骨軟部**：骨格系のMPR像や3D再構成画像は，骨折，骨変形，骨癒合，骨破壊などの評価に有用．軟部条件の画像では，造影CTにより腫瘤性病変の造影効果や拡がりを診断できる．四肢の血管系の評価には造影CTが必須．

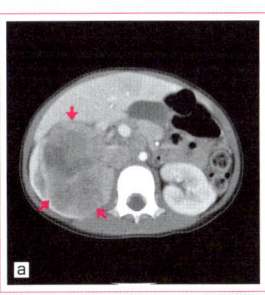

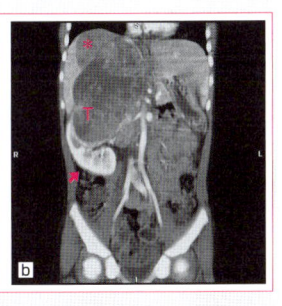

■図1　腹部造影CT

a：4歳．右腎の上内側に大きい充実性腫瘤（→）を認め，内部は不均一な濃度を示している．この腫瘤により下大静脈は前方に偏位し，右腎実質は弧状に圧排され外側に偏位している．
b：冠状断MPR像．不均一濃度を示す巨大腫瘤（T）と下外側に圧排偏位した右腎（→）の関係がよくわかる．肝内にも腫瘍が認められる（＊）．右副腎原発の神経芽腫と診断し腫瘍生検で確認された．

MRI検査

目的
- CTの項（p.62）と同様．
- 脊椎および脊髄は，X線所見が正常であっても，臨床症状からMRIが適応となることが多い．

禁忌・不適応 ● MR非対応の金属が体内にある場合やペースメーカー留置後は禁忌　● 閉所恐怖症（ガントリーが広い装置では検査可能な場合もある）．

読み方
- 磁場のなかに置かれた原子核（水素原子核）がラジオ波の照射に共鳴する原理を利用した画像診断検査法で，被曝がない．
- 特徴は，コントラスト分解能にすぐれること，任意の断面での画像が得られること，造影剤を用いなくても血管系の情報が得られること．
- 従来，検査時間が長いことが欠点であったが，最近は撮像時間の高速化が一般化し，数十ミリ秒単位でデータ取得が可能となった．しかし，一回の検査で，多断面かつ多数のシーケンス（撮像条件）の画像を撮るため，検査開始から終了までは約20分〜1時間はかかる．
- 検査内容ならびに被検患児の状況に応じて，自然睡眠，鎮静，覚醒，覚醒＋ビデオ供覧／家族同伴あるいは全身麻酔で行う．
- 水分が多いと，T1強調画像（T1WI）では低信号（黒く）で，T2強調画像（T2WI）では高信号（白く）で描出される．その他，脂肪や血腫は，各シーケンスで特徴的な信号を示す．
- MRS（MRスペクトロスコピー）は，病変の代謝をとらえ，病態を評価する．
- **中枢神経系（図1）**：小児領域で重要な白質髄鞘化の評価（髄鞘化が進むとT1WIでは信号が上昇し，T2WIでは信号が低下）や頭蓋内の先天異常の評価にはMRIが必須．脳出血や脳腫瘍では，CT以上の情報が得られる．脳腫瘍の診断には造影MRIが有用．脳梗塞に関しては，FLAIR像に加え，拡散強調画像（DWI）の導入により診断能が著しく向上した．血管系の評価は，動脈，静脈ともに造影剤を用いなくても可能．

ココがポイント！ 検査室に入るときは，本人のみならず同伴者も磁性体を携帯していないか確認が必要！

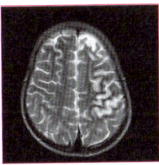

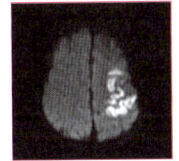

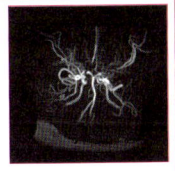

| a T2強調画像 | b DWI | c MRA |

■図1 頭部MRI

T2強調画像(a)では,左前頭部から頭頂部の皮質に高信号(対側に比し白い)を認める.DWI(b)では,頭頂部のみが高信号で拡散の低下があり,急性期の梗塞と考えられる.MRA(c)では,両側内頸動脈上方部分,中大脳動脈ならびに前大脳動脈近位部は狭窄(正常血管は白く高信号に認められるが,それが認められない)している.近傍には多数の血管構造があり,発達した側副路と考えられる.以上から左頭頂部に新しい梗塞を合併した,もやもや病と診断できる.

- **脊椎・脊髄**:骨格系の評価はCTが有用であるが,椎間板,脊柱管内腔(脊髄)の評価はMRIがはるかに有用.脊髄腫瘍,脊髄空洞症,脊髄係留,脊髄髄膜瘤の診断にはMRIは必須.
- **心・大血管**:さまざまな断面での撮像で解剖の評価に加え,シネMRIにより造影剤を用いなくとも血流情報が得られる.
- **肝臓**:腫瘍性病変の拡がりの評価,特に周囲の血管系との関係の評価にはMRIが有用.
- **胆道系・膵(図2)**:強いT2WIによるMRCP(MR膵胆管造影)で,胆道系ならびに膵管の解剖学的評価ができる(膵胆管合流異常の評価に有用).

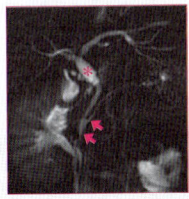

腹部超音波検査で総胆管の拡張精査目的にMRCPを行った.総胆管の紡錘状拡張(*)と膵胆管合流異常(→:共通管)を認め手術で確認された.診断は膵胆管合流異常を伴った先天性胆道拡張症.

■図2 MRCP(シングルスライス法)

- **腎・尿路系**:腫瘍性病変に関しては,膀胱ならびに前立腺はCT以上の情報が得られる.強いT2WIによるMRウログラフィにより尿路系の解剖を評価できる(水腎・水尿管の評価や尿管異所開口).
- **子宮・卵巣**:解剖ならびに腫瘍性病変の評価はCTを凌駕する.
- **骨軟部**:骨格系,特に骨髄に関しては,炎症(骨髄炎)や腫瘍の伸展(神経芽腫の骨髄転移)はCTを凌駕する.軟部組織病変の評価もMRIが有用.

● CT・MRI 検査の看護のポイント

検査前
- 子ども・家族へ検査の説明を行う．
- 検査の方法，所要時間，検査前処置などについて，子どもの理解度・年齢に合わせて説明する．
- 乳幼児で安静保持が難しい場合は，鎮静検査や家族による支援を依頼することもある．家族の支援を依頼する場合は，家族へ放射線検査への立会いのリスクを説明し，プロテクター装着など放射線防護のための十分な対策を講じる．
- 正確なデータを得るには静止状態での撮影が必要．一定時間，子どもが指示に従えること（動かないこと）が条件となる．
- 意識レベルが低い，あるいは急変の可能性がある子どもの検査では，検査中に起こった異常に気づくのが遅れることがある．検査を実施するタイミングについては，検査の緊急性，必要性を考慮に入れて検討する．
- 鎮静剤の指示，食事制限の有無を確認する．
- 自然入眠検査時は，睡眠導入できるように安静の保てる環境調整を行う．
- 鎮静剤の指示がある場合は，呼吸抑制症状に注意する．CT・MRIでは，検査中に皮膚の色や呼吸状態の観察が十分にできないので，医師の指示を受けてパルスオキシメータを装着する．
- 静脈路確保が必要な場合は，痛みや活動制限により子どもの緊張を高めるため，時間的な余裕をもって説明し，実施する．
- 造影検査時は，造影剤によるアナフィラキシー反応が現れる可能性があるので，救急処置の準備をしておく．

検査中
- 検査室への移送のタイミングは，子どもの入眠状態をみながら検査室と調整を行って決定する．
- 乳児の場合，おしゃぶりや少量のミルクによって安静保持ができることもある．
- 検査中は，医師・看護師が立会い，子どもの状態を観察する．

検査後
- 造影剤の使用後は，副作用の有無を確認する．水分摂取を促し，造影剤の排泄を促す．
- 鎮静剤を使用した場合は，移送時の呼吸状態の十分な観察を行う．モニタリングは覚醒を十分に確認してから中止とする．
- 外来で鎮静剤を使用して検査を行う場合は，覚醒確認を行ってから帰宅とする．

造影検査

目的
- さまざまな管腔臓器の内腔を造影剤で満たすことにより形態や機能を評価する.

1. **上部消化管**：嚥下機能，嘔吐の原因となる解剖学的異常，胃食道逆流（GER）などの評価.
2. **小腸**：炎症性腸疾患（クローン病など）の評価.
3. **下部消化管**：便秘（ヒルシュスプルング病の診断あるいは除外目的）や血便（ポリープの有無）などの評価.
4. **尿路系**：尿路感染症の原因（膀胱尿管逆流現象〈VURの有無〉），尿失禁をはじめとする排尿障害などの評価.
5. **胆道系**：先天性胆道拡張症に対する手術の際の術中胆道造影は膵胆管合流異常を評価する.
6. **血管系**：多くは全身麻酔下に行うが，診断のみならず，経カテーテル治療（塞栓術，バルーン拡張術）を目的とすることが多い．検査部位は，身体のほぼ全域で，中枢神経系，心大血管系，肺内血管系，腹部血管系，四肢の血管系など．

禁忌
- 血管内に造影剤を投与する場合は，造影剤に対する過敏反応があるか，予測される場合は禁忌．
- 無侵襲ではないため，検査に耐えられない場合は禁忌．

読み方

1. **上部消化管**
- **使用する造影剤**：硫酸バリウム，水溶性造影剤（イオン性，非イオン性[*]）．前二者は陽性造影剤（画像上白い），後一者は陰性造影剤（画像上黒い）である．
- 造影剤を経口投与できない場合は，経鼻的にチューブを挿入して投与する．
- **解剖の評価**：食道や胃・十二指腸の形態，十二指腸の走行．
- 5分間の間欠的透視で3回以上認めた場合を有意と判断す

ココがポイント！ 覚醒下で新生児・乳児に検査する際，固定および保温など，適切な環境調整に留意！

---

[*]イオン性，非イオン性：イオン性は，高浸透圧であることから特別な場合以外は使用しない．非イオン性は，CTや血管造影に用いる造影剤で，安全な造影剤であるが，現時点では，消化管は保険適用外であることを留意されたい．

る．GERの評価は1回の投与量を考慮し，透視下に胃の大きさを調節して行う（造影剤と空気を用いる）．

2. 小腸

- **使用する造影剤**：通常は硫酸バリウム．
- 造影剤を経口投与する場合と，経鼻的にチューブを挿入し十二指腸に投与する場合がある．
- 小腸は，長い管腔臓器であり，全体を造影するのに長時間を要することもある．近位（口側）から順に造影剤の流れを追いながら，回腸末端までを評価する．
- 造影剤で満たされた小腸を，時に外部から腹部を圧迫（専用の圧迫筒や丸めたタオルなど）しながら撮影し，粘膜面の評価を行う．クローン病では，粘膜の敷石状変化や縦走潰瘍がみられ，病変が不連続であることが特徴．

3. 下部消化管

- **使用する造影剤**：上部消化管同様，硫酸バリウム，水溶性造影剤（非イオン性，イオン性）．
- **便秘の精査（図1）**：通常前処置なしで，経肛門的に細径のチューブを浅めに挿入して行う．ヒルシュスプルング病の評価では，病変の多い直腸遠位部の評価を正確に行う．

直腸遠位部は内腔が狭く，近位（口側）に向かうに従い内腔が拡張する．これは，ヒルシュスプルング病に典型的な注腸造影所見である（p.61図2と同一症例）．

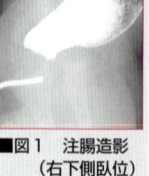

■図1 注腸造影（右下側臥位）

- **血便の精査**：被検患児の年齢にもよるが，下剤や浣腸などの前処置を正しく行い，粘膜面を評価する．造影剤のみの充盈法に加え，造影剤（硫酸バリウム）に空気を注入する二重造影法（主に成人で行われる）で，病変の多い直腸ならびにS状結腸を注意深く評価する．ポリープは隆起性病変として描出されるが，注意深い観察が必要である．

4. 尿路系

- **使用する造影剤**：粘膜に対する刺激を最小限とするため，非イオン性造影剤を適度に希釈して用いる．
- 適応の有無にかかわらず，経尿道的に細径のカテーテルを膀胱内に留置し，間欠的な透視下に造影剤を自然滴下にて投与する．

- 排尿前の膀胱形態の評価，VUR（膀胱尿管逆流現象）の有無・程度（grade Ⅰ～Ⅴ）の評価（図2），排尿時の膀胱尿道形態の評価を行う．排尿時の膀胱尿道形態の評価は，女児では正面，男児では適切な斜位（多くは左前斜位）で行う（図3）．

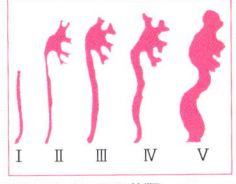

■図2　VURの分類

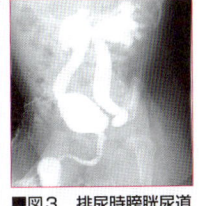

■図3　排尿時膀胱尿道造影（VCUG）
反復する尿路感染症の男児．先行して行われた腹部超音波検査でもVURを疑われている．VCUGでは，両側grade Ⅳである．膀胱ならびに尿道には異常なしと判断．

- 男児では，尿道の評価が重要で，主に後部尿道から球部尿道の狭窄の有無を観察する．

5. 胆道系
- **使用する造影剤**：水溶性造影剤．
- **術中胆道造影**：解剖学的な評価が主体．
- 時に，経皮経肝的な胆道ドレナージを行う際に，胆管穿刺時に造影することがある．その際は，穿刺針の先端が確実に胆肝内にあるか否かや，胆管の走行を評価する．

6. 血管系
- **使用する造影剤**：非イオン性水溶性造影剤．
- 他の造影検査と比較して最も侵襲的な検査であり，ほとんどの場合，全身麻酔下に行う．
- 造影剤は，あらかじめ血管内に挿入・留置された細径のカテーテルを介して注入する．
- カテーテルの挿入は，動脈（あるいは静脈）に留置したシースに挿入する．シースの多くは，大腿動脈（あるいは静脈）に留置する．
- **腫瘍性疾患**：新生血管の評価，動静脈短絡の有無，動注や塞栓術など経カテーテル治療の適応の有無を評価．
- **血管狭窄**：その部位と程度を評価し，適宜バルーン拡張術を行う．
- **出血性病変**：血管外への造影剤漏出の有無を評価し，適宜塞栓術を行う．

●造影検査の看護のポイント

検査前
- 子ども・家族へ、検査の方法、所要時間、検査前処置、食事・飲水制限などについて説明する。特に、子どもに対しては理解度・年齢に合わせた説明を行う。
- 子どもには、検査目的で尿路系の造影（膀胱尿道造影、腎盂造影）、消化管造影（注腸造影、上部消化管造影）が行われることが多い。また、精査・治療目的で腸重積への注腸造影もよく行われる。静脈路を確保しての造影検査では、心血管造影、脳血管造影もよく行われる。
- 使用する造影剤の種類、副作用を確認し、緊急事態に備えた準備を行う。苦痛を伴うことが多いため、子どもの受ける衝撃が過剰にならないように、理解度に応じて検査前に子どもへの説明を十分にしておく必要がある。予定検査であれば、事前にシミュレーションを行い、子どもに心の準備をさせておくことが望ましい。

検査後
- 造影剤使用後は、副作用の有無を確認する。水分摂取を促し、造影剤の排泄を促す。
- 造影剤の浸透圧が高い場合は、注腸造影後に下痢をするので臀部の皮膚の状態をよく観察する。腸重積の整復のために造影を行った場合は、便性（血便を伴う下痢であることが多い）、バイタルサインの確認、腹痛や嘔吐などの消化管症状の有無、子どもの表情などの観察を十分に行う。
- 尿路系の検査の場合は、手技・操作による尿路感染症の症状の有無を観察する。抗菌薬予防内服の指示があれば開始する。

髄液検査

目的
- 感染症の確認.
- 炎症性・腫瘍性・代謝性疾患の確認.
- 薬剤の注入（RI脳槽シンチグラフィなど）.
- 麻酔薬や抗がん剤，抗菌薬の注入など，治療目的に腰椎穿刺が行われることもある.

禁忌
- 全身状態が非常に不安定な場合（検査により呼吸循環状態を悪化させてしまう危険性がある）.
- 穿刺部位に感染を認める場合.
- 明らかな頭蓋内圧亢進症状を認める場合.
- 出血傾向を認める場合.

読み方
- 外観の観察（混濁・白濁の有無，血液の混入，黄色調〈キサントクロミア〉の有無）.
- 外観が白濁していて，髄液一般検査で細胞数の著明な増加，蛋白の上昇，糖の低下を認める場合は，細菌性髄膜炎の可能性を強く疑い，抗菌薬治療を急ぐ必要がある．最終的な診断は髄液培養の結果を確認して行う（表1）.

注意
- 髄液検査も大切であるが，呼吸循環動態が不安定な場合などでは，検査よりも治療が優先される．

■表1　髄液検査の基準値

細胞数	新生児	0～30/mm³ （0～90/3〈Fuchs-Rosenthal計算盤表記〉）
	乳児以降	0～5/mm³ （0～15/3〈Fuchs-Rosenthal計算盤表記〉）
髄液糖		40mg/dL以上．血糖の約2/3
髄液蛋白	新生児	100～150mg/dL以下
	生後3か月以降	45mg/dL以下
髄液初圧	新生児	11cmH₂O以下
	乳児以降	20cmH₂O以下（側臥位）

ココがポイント！ 細菌性髄膜炎を疑う場合は時間との勝負！検査よりも治療が優先される！

合併症
- 頭痛や局所の痛み，呼吸循環動態の悪化，脳ヘルニア，硬膜外・硬膜下血腫，感染，類上皮腫，脊髄神経損傷（下肢の知覚障害，運動麻痺など），髄液漏出（脳脊髄液減少症）など．
- 穿刺後の頭痛の頻度は高いが，細い穿刺針を用いること，髄液採取量を最小限にすること，穿刺針の抜去時に内筒を戻すことで予防できるといわれている．
- 穿刺後の頭痛は検査後に安静にしていても予防できないといわれている．

●髄液検査の看護のポイント

検査前
- 子ども・家族へ検査の説明を行う．
- 検査の方法，所要時間，検査前処置などについて，子どもの理解度や年齢に合わせて説明する．
- 年長の幼児や学童であり，本人の協力が得られるときは，事前に検査のシミュレーションを行い，子どもの不安を取り除いておくことが望ましい．
- 局所麻酔薬を使用する場合は，アレルギーの有無，既往歴，家族歴を確認しておく．

検査中
- 安全な穿刺を行うには，術野を十分に確保し，椎間を広げるために骨盤と肩をしっかりと固定して背中を丸めた体位をとることが重要である．
- 脊椎が処置台に対して水平でまっすぐになるように固定する．処置台の上面は体が沈みこまない硬さがよい．
- おむつ，下着を着用している場合は，尾骨付近まで皮膚を露出させる．清潔操作，脊椎の高さの確認を確実に行うため，上半身は脱衣させる．
  [注意] 検査中は脱衣するため，処置室の室温に留意する．
- 子どもの体格によっては，複数の介助者で確実に固定を行う．処置中は，子どもの呼吸状態や皮膚色の観察を行う．
- 無菌操作にて行うため，術者・介助者ともに手袋，マスク，キャップ，ガウンを着用する．
- 体幹・頸部を屈曲させた体位をとるため，腹部が圧迫されることによって呼吸抑制や嘔吐が起こる可能性がある．検査中は顔色や呼吸状態を十分に観察する．
- 子どもの背後での操作・処置となるため，強い恐怖を感じる．子どもには処置の進行状況や配慮のための声かけを行い，訴

検査中 えがあれば聞く．

検査後
- 頭痛，嘔吐などの症状を観察する．
- 処置後は，1～2時間禁飲食のままで水平仰臥位を保つ．
- 治療目的での穿刺の場合は，頭痛の緩和などの髄膜刺激症状の改善を確認する．
- 臥床安静時間を確認し，家族に安静時間やその理由について説明し，安静を保つための協力を依頼する．
- 気分転換，安静保持のための環境の調整を行う．

髄液検査

MEMO
髄液検査の準備

- 人手の確保．
- 急変時の対応：酸素・吸引などの準備．
- 準備物品：検査中に必要なモニター機器，術者，介助者の清潔手袋・マスク・キャップ・ガウン，消毒セット一式，清潔野をつくるための（穴あき）ドレープ，穿刺針（22Gかそれより細いほうが望ましい），検体採取用の滅菌スピッツ（2～3本以上：髄液培養用，髄液一般検査用，その他特殊検査や保存用），滅菌ガーゼ数枚，絆創膏，消毒薬を拭うためのセット一式．
※必要があれば鎮静用の末梢ラインの確保と鎮静剤，局所麻酔用注射器と局所麻酔薬．
- 髄液初圧を測定する場合に，専用の測定器がなければ，三方活栓，十分な長さのある輸液用の延長チューブ，定規を使用して測定する．

血液検査

目的・読み方
- 複数の検査結果を組み合わせて病態を把握する（**表1**）．
- 検査の目的を考え，無駄に検査項目を増やさない（採血量も増えて子どもに負担がかかる）．

■表1　血液検査の基準値一覧

	検査項目	基準値	ポイント
生化学	尿素窒素(BUN)	乳児4.0～21mg/dL 小児7.5～20mg/dL 成人8～22mg/dL	脱水，腎機能障害などで上昇
	クレアチニン	乳児0.2～0.4mg/dL 小児0.3～1.0mg/dL 成人0.5～1.3mg/dL	腎機能障害で上昇，筋肉総量に比例する
	ナトリウム(Na)	135～150mg/dL	細胞外液中の重要な陽イオン
	カリウム(K)	3.4～5.0mEq/L	異常高値で心停止．採血時の溶血などでも上昇
	クロール(Cl)	96～108mEq/L	アニオンギャップ(Anion gap =$Na^+ - Cl^- - HCO_3^-$〈基準値12±2mEq/L〉)の計算にも必要
	カルシウム(Ca)	8.7～10.1mg/dL	低カルシウム血症では，しびれ，痙攣，テタニー，心電図異常を起こす
	血糖	65～95mg/dL	糖尿病では高血糖になる．低血糖では意識障害を起こす
	総ビリルビン	0.2～1.0mg/dL	赤血球の分解産物の一つ．黄疸・肝疾患の鑑別に使用．総ビリルビンは，肝臓でグルクロン酸抱合を受けた直接ビリルビンと抱合を受ける前の間接ビリルビンの両方を合わせたもの
	直接ビリルビン	0.0～0.4mg/dL	総ビリルビンが高く，間接ビリルビンの割合も高い場合には，溶血性貧血などが疑われる．逆に，直接ビリルビンの割合が高い場合は，肝障害や胆汁の排出障害が疑われる
	AST(GOT)	10～34 IU/L	肝障害で上昇．骨格筋，心筋，赤血球などの破壊でも上昇

目的・読み方

	検査項目	基準値	ポイント
生化学	ALT(GPT)	7～47 IU/L	肝障害で上昇．AST (GOT) よりも肝に特異性が高い
	アンモニア	30～90μg/dL	劇症肝炎などの高度肝障害，門脈-体循環シャント，ライ症候群，尿素サイクル異常症などで上昇．全血で室温保存すると高値になるため，専用容器で採血後，氷水で冷やし，できるだけ早く測定する
	総コレステロール	130～219mg/dL	高コレステロール血症 　小児≧200mg/dL 　成人≧220mg/dL
	中性脂肪	30～149mg/dL	高中性脂肪血症 　小児≧120mg/dL 　成人≧150mg/dL
	LDH	乳児170～580IU/L 小児150～500IU/L 成人120～330IU/L	溶血，心筋梗塞，血液腫瘍，悪性腫瘍，肝障害，感染症などで上昇．上昇があればLDHアイソザイムを測定し，原因臓器を推定する
	総蛋白	6.7～8.3g/dL	脱水，免疫グロブリンの増加などで上昇，低栄養，ネフローゼ症候群，肝硬変などで低下
	アルブミン	3.8～5.3g/dL	脱水などで上昇，低栄養，ネフローゼ症候群，肝硬変などで低下．アルブミンはほとんどが肝臓で合成される蛋白のため，肝障害の指標となる
血液	CRP	<0.4mg/dL	炎症マーカー，感染症などがあると上昇
	赤血球沈降速度(ESR)，赤沈，血沈	≦15mm/h	炎症マーカー，通常は一時間値を測定．CRPよりも緩徐に変化．貧血などでも亢進
	白血球	4,500～11,000μL	小児では，一般的に<5,000，>15,000で異常と考えてよい
	ヘモグロビン	11.5～16.0g/dL	貧血で減少．新生児では高値．ヘモグロビンの減少があれば，貧血の鑑別のためにMCV，MCH，MCHCを評価
	血小板	15～40万/μL	特発性血小板減少性紫斑病(ITP)や播種性血管内凝固症候群(DIC)で減少．血液腫瘍では増多も減少もありうる

血液検査

目的・読み方

	検査項目	基準値	ポイント
凝固検査	プロトロンビン時間(PT)	10〜12秒, 70〜100%, INR 0.85〜1.15	凝固因子（VII, I, II, V, X）異常, ヘパリン, ワーファリンなどの使用, 肝障害, ビタミンK欠乏症, DICなどで延長
	活性化部分トロンボプラスチン時間(APTT)	25〜35秒	凝固因子（VIII, IX, XI, XII, I, II, V, X）異常, 血友病, von Willebrand病, ヘパリンなどの使用, 肝障害, DICなどで延長
	ヘパプラスチンテスト	70〜130%	凝固因子（II, VII, X）異常, 肝疾患, ビタミンK欠乏症などで低下
	フィブリノゲン	200〜400mg/dL	凝固因子I, 炎症で増加し, 高度な肝機能障害, DICなどで減少
	FDP	<5.0μg/mL	線溶亢進, DIC, 血栓症, 出血, 悪性腫瘍, 薬剤（ウロキナーゼなど）使用などで上昇
血液ガス	pH	7.35〜7.45	$pH = 6.1 + \log\dfrac{[HCO_3^-]}{0.03 \times PaCO_2}$
	$PaCO_2$	40±3mmHg	pHが上昇していて, $PaCO_2$が低下している場合は, 呼吸性のアルカローシスを考える
	$[HCO_3^-]$	24〜26mmol/L	pHが低下していて, $[HCO_3^-]$が低下している場合は, 代謝性のアシドーシスを考える

※掲載した基準値は, 主要な臨床検査値の目安であり, 年齢・性別・検査方法によっても異なる. 正確には施設ごとの基準値を確認すること.

ココがポイント！ 検査の目的・意義を考える！　検体は, 採取条件・量・容器・保存法・搬送法にも注意が必要！

●血液検査の看護のポイント

検査前

- 子ども・家族へ検査の説明を行う.
- 検査の方法,所要時間,検査前処置などについて,子どもの理解度・年齢に合わせて説明する.
- 新生児・乳児など本人の協力を得ることが困難な場合は,安全のために体位や採血肢の固定を看護師が行う.
- 幼児以降でコミュニケーション可能であれば,必ず本人に処置についての説明を行う.採血の方法,支援の方法は本人の意見を十分に聞いたうえで,本人の望むタイミング,援助者,処置者で実施できるように調整する(**表1**).

■表1 採血時の対応

	新生児・乳児	幼児前期	幼児後期・学童
処置前	・家族に説明する ・固定介助を行う	・本人・家族への説明 ・シミュレーション ・本人・家族の希望によって介助方法を選択	・本人・家族への説明 ・シミュレーション ・本人・家族の希望によって介助方法を選択
処置中	・声かけ ・なだめ ・おしゃぶり ・おっぱい	・母親の身体的接触(抱っこでの採血など) ・声かけ ・好きなキャラクターグッズによる気分転換	・好きなキャラクターグッズやお守りによる気分転換 ・信頼できる医療者による処置
処置後	・なだめ ・おっぱい ・抱っこ	・気分転換を図る ・プレイセラピー ・家族とふれあう時間	・気分転換を図る ・家族・友達とふれあう時間

注意

- 入院中であれば,生活の場である病室では採血を行わない.

検査後

- 抜針後は,十分に穿刺部位を圧迫し,止血を確認する.
- 処置による痛みに対しては,気分転換が図れるよう支援する.家族と過ごすことで心の平安を取り戻してもらうなど配慮する.

尿検査

目的・読み方
- 尿検査は安価で，導尿以外は子どもに負担の少ない検査である．
- 表1に示すとおり，少量の尿から得られる情報は非常に多い．

■表1　尿検査の基準値一覧

	検査項目	基準値	ポイント
一般尿検査	色調	無～黄色透明	脱水では色が濃くなり，尿路感染症では白濁する．肉眼的血尿は，糸球体性では赤・黒褐色尿で，非糸球体性では鮮紅色尿になる
	尿比重	1.010～1.030	比重が低い（希釈尿）：多量の水分摂取，利尿薬の影響，尿崩症，腎実質障害（糸球体腎炎，腎盂腎炎など）を考慮 比重が高い（濃縮尿）：脱水，尿糖や尿蛋白の増加，造影剤の影響を考慮
	尿pH	4.5～8.0	酸性尿：下痢・脱水，呼吸性・代謝性アシドーシスを考慮 アルカリ尿：尿路感染症，呼吸性・代謝性アルカローシスを考慮
	尿蛋白	（−）	糸球体腎炎，腎不全，ネフローゼ症候群，IgA腎症，糖尿病などで陽性
	尿糖	（−）	糖尿病，多量の糖摂取，糖が入った輸液療法，ストレス（ショック・痙攣後など），ステロイド内服などによる一過性の高血糖で陽性
	尿潜血	（−）	尿路感染症，ミオグロビン尿（横紋筋融解症）などで陽性．ミオグロビン尿は沈渣では赤血球がないことが特徴
	尿ケトン	（−）	飢餓，糖尿病，嘔吐，下痢，脱水，周期性嘔吐症などで陽性
	尿中ウロビリノーゲン	（±）	陽性：肝疾患，心不全，溶血性貧血など赤血球破壊亢進によるビリルビンの過剰生成，便秘などを考慮 陰性：胆道閉塞症，新生児や抗菌薬使用による腸内細菌の減少などを考慮
	尿中亜硝酸塩	（−）	尿路感染症で陽性．感度は低いが，特異度が高い検査

目的・読み方

検査項目		基準値	ポイント
尿沈渣	尿中赤血球	0〜3/HPF	潜血の項を参照
	白血球	<5/HPF	尿路感染症などで上昇
	円柱		ネフローゼ症候群，糸球体性腎炎，尿細管障害などで増加．円柱には赤血球円柱，白血球円柱などさまざまあり，円柱の詳細な観察で腎障害の病態が推定できる
その他			細菌・真菌・結晶などが観察される
尿生化学検査			尿中の蛋白とクレアチニンの定量で腎障害の程度が推定できる（尿中蛋白/クレアチニン<0.2）．尿浸透圧・尿中電解質（Na，Kなど）の測定は，SIADHなどの病態の把握に重要．尿中NAG，尿中β_2マイクログロブリンは近位尿細管障害の指標となる
尿培養検査			>50,000 CFU（colony forming units)/mLで陽性．尿路感染症は尿培養検査結果で確定診断する．バッグに入った尿ではなく，導尿などの清潔採取された検体で培養を行うこと

●尿検査の看護のポイント

検査前
- 家族・子どもへ検査の説明を行う．

検査中

1. 一般尿検査
- 年齢に応じて採尿方法の検討を行う．
- 自己排尿が可能で本人の協力が得られれば，カップでの採尿を行う．
- 採尿バッグには，新生児用，小児用，女児用などの製品があり，子どもに合わせて適切なバッグを使用して採尿する．
- バッグ貼用時には，外陰部の清拭を実施し，周囲の皮膚・粘膜の汚れを除去しておく．
- 女児では会陰部から貼り始め，大陰唇を覆うように隙間なく貼る．
- 適宜，飲水や授乳を促し，排尿がみられるまで軽くおむつをあてておく．

> **ココがポイント！** 乳幼児の尿培養検査には，カテーテルを用いた導尿検体（清潔採取された検体）が必要！

検査中

2. カテーテルでの滅菌尿の採尿

- 外陰部の消毒を行い，年齢に応じたサイズの多用途カテーテルによる採尿を行う（新生児：5～6Fr，乳幼児：6～7Fr）．
- カテーテルを尿道に進めて自然流出がみられたら，注入器を接続し，やさしく陰圧をかけながら吸引する．
- 尿道の損傷を避けるため，強い陰圧はかけない．尿の貯留を認めないときはすぐに処置を中止する．
- 足の固定を行い，清潔操作野を確保する．
- 注意 外陰部を露出しての操作時には，プライバシーが保てる環境調整が必要．
- 自己排尿が可能な場合は，外陰部を消毒綿もしくは消毒液に浸したガーゼで清拭し，滅菌カップに中間尿を採取する．
- 医療者の介助を子どもが怖がるときには，家族にカップでの採尿方法を説明して実施してもらうなど，子どもが安心できる方法を選択する．

検査後

- 採尿バッグを除去するときは，粘着テープによる皮膚損傷や発赤に注意する．おむつかぶれや湿潤があるときには皮膚症状を悪化させることがあるため，湿綿などで慎重に粘着テープを剥離する．

MEMO

尿検査の準備

- 人手の確保．
- 術者の清潔手袋，消毒セット一式，清潔野をつくるための（穴あき）ドレープ，導尿のための多用途カテーテル，（注入器），カテーテルをスムーズに挿入させるための潤滑剤，検体採取用の滅菌コップ・スピッツ．

5 治療・処置

- 予防接種
- 身体測定
- バイタルサイン
- 与薬
- 輸液
- 吸引
- 酸素療法・吸入療法
- 経管栄養
- 安静保持のための体動制限
- 浣腸
- 瘻孔の管理
- ドレーン管理
- 気管切開
- 呼吸器管理
- 化学療法
- 放射線治療
- 食事療法
- 救急処置

予防接種

目的
- 特定のウイルスや細菌に対する感染を予防する.

適応
- すべての子どもを対象とする定期接種(無料)と,希望者のみを対象とする任意接種がある*.
- 問診と診察で,医師が適応・不適応を判断する.
- 予防接種が受けられない子ども(予防接種不適当者)は以下のとおり.
  - 熱(37.5℃以上)がある.
  - 重篤な急性疾患にかかっている.
  - 同じ予防接種の接種液の成分によってアナフィラキシーを起こしたことがある.
  - その他:悪性疾患(白血病など),免疫不全などの基礎疾患をもつ子どもの予防接種の適応は主治医が判断する.
- 生ワクチン接種後4週間,不活化ワクチン接種後1週間は予防接種を行わない(表1).

■表1 生ワクチンと不活化ワクチン

生ワクチン
● ムンプス, 風疹, 麻疹, ポリオ, 結核(BCG), 水痘 覚え方⇒「生きるのは,無風の進歩の結果です」 ● 上記以外のワクチンの多くが不活化ワクチン

不活化ワクチン
● DPT(3種混合),インフルエンザ,日本脳炎,B型肝炎,A型肝炎など

方法

1.予防接種の方法
- **経口**:ポリオのみ.スポイトで投与.保健所や保健センターで集団接種する.
- **スタンプ注射(管針法)**:BCGのみ.9つの短い針がついたスタンプを2か所に注射する(図1).
- **皮下注射**:ポリオ・BCG以外のワクチンは原則として皮下注射.

> **これはダメ!** 注射をするときは恐怖が増強するので,臥位は望ましくない!

方法

2. 局所処置
- 穿刺時の鎮痛のため，リドカインテープ（ペンレス®）などを使用してもよい．

3. 皮下注射の方法
- 23〜25Gの注射針を用いる．
- 原則として上腕伸側下1/3部に皮下注射する（図1）．
- 注射部位を消毒し，皮膚をつまんで皮下の厚みを確保し，約45°の角度で皮膚を穿刺する．刺入方向と反対方向に針を引き抜き，その後数分間は緩やかに圧迫する．

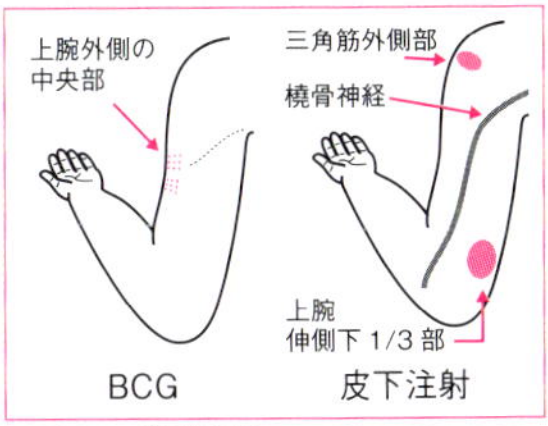

■図1　接種部位

4. 心理的支援
- 事前に注射することを正直に伝える．うそはつかない．
- 痛かったことに共感し，達成できたことを具体的にほめる．

●予防接種の看護のポイント

接種前
- 適応・不適応を確認しておく．
- 家族からの既往歴の聴取．

接種時
- 子どもには「チクッとするよ」など，痛みが生じることがわかるように説明する．
- 幼児以下の場合は，抱いて座り，子どもの上腕を肩関節と肘関節で固定する．学童以上の場合は，椅子に座って施行するが，上腕が動かないように支える．

接種後
- 予防接種後は，以下の事項を確認する．
  - （ワクチンの種類に合わせて）副反応（局所の発赤・腫脹・硬結・疼痛，発熱，悪寒，倦怠感，発疹など）の有無．
  - 活気，機嫌の状態．
  - 接種後30分程度は病院内にいてもらい，急変が起きた場合に対応できるようにする．
  - 帰宅後，発熱，痙攣，発疹などが現れた場合は，受診するよう家族へ指導する．

＊日本の定期/任意予防接種スケジュールは，国立感染症情報センターのホームページを参照⇒http://idsc.nih.go.jp/vaccine/vaccine-j.html

身体測定

目的
- 身体的な発育状態をアセスメントするための客観的データとして有用であると同時に生活環境・育児環境を評価する機会にもなる.

方法
- 測定項目ごとの目的と方法は**表1**のとおり.

■表1　測定の目的と方法

	目的	測定具	方法
身長	・発育状態	乳児用身長計	・乳児および2歳までの幼児は仰臥位で測定する ・固定板に頭頂部を密着させた後, 両膝を軽く押さえて下肢を伸展させる. 他方の手で移動板に踵と足底を密着させてから目盛りを読む
		一般身長計	・立位で測定可能になったら一般身長計を使用する ・成人同様, 頭, 足の位置を確認し, 測定する
体重	・発育状態 ・脱水・浮腫など	乳児用体重計	・乳児は仰臥位で測定する体重計を使用する ・目盛りを「0」にし, 裸にしてから体重計にのせる ・点滴などをしている場合, 輸液ラインが加重されないように持ち上げてから測定する
		一般体重計	・立位で測定可能になったら一般体重計を使用する ・体動が激しい場合は親または医療者が抱いて測定し, 親または医療者の体重を差し引く
胸囲	・胸囲の増大が予測される疾患による変化 ・3歳頃までの発育状態	メジャー	・肩甲部の下端から乳頭の真上を通るようにメジャーを当て, 呼気時に目盛りを読む ・乳幼児は寝かせて計測する

ココがポイント！　計測台からの転倒・転落予防のため, 子どもから目を離さない！

方法

	目的	測定具	方法
頭囲	● 水頭症などによる変化	メジャー	● 後頭結節と眉間点（上眼窩縁の上）を通るようにメジャーを当て，目盛りを読む ● 乳幼児は寝かせて測定する ● 頭囲に異常がある場合は，測定部位に目印をつけておき，同じ部位を測定する
腹囲	● 腹部腫瘤などによる変化 ● 栄養状態 ● 浮腫　など	メジャー	● 仰臥位で，臍上部から体を軸に一周するようにメジャーを当て，膝を伸展した状態で呼気時に目盛りを読む ● 食直後の測定は避ける ● 腹部膨満のある子どもは最大腹囲（最大吸気時）も測定する ● 必要時はマジックで目印をつけておき，同じ部位を測定する

1. 測定時の観察事項
- 前回の測定値との比較：測定具，測定時間，食事との関係（体重・腹囲）．
- 皮膚の状態：発疹，傷，あざ，皮膚の汚れ．
- 清潔状態：衣類の汚染．

2. 測定時のポイント
- 測定中および測定前後は子どもから目を離さない（転倒・転落予防）．
- 測定しにくい場合は，家族に協力してもらい，家族とともに測定する．
- 室温調整や羞恥心への配慮など，環境調整をする．

身体測定

> **ココがポイント！** 家族と一緒に計測することも考慮する！

バイタルサイン

目的
- 子どもは年少になるほど自身からの訴えは不明瞭となる．バイタルサインは全身状態の変化や異常を早期に発見するための客観的データとして有用である．

方法
- バイタルサインの観察事項と測定時の注意点は**表1**のとおり．

■表1 観察事項と測定時の注意点

	観察事項	測定時の注意点
呼吸	●呼吸数 ●胸郭の動き ●呼吸状態：肺音，肺雑音，喘鳴，リズム，陥没呼吸，鼻翼呼吸，多呼吸，無呼吸，呻吟の有無など	●測定していることを気づかせない ●聴診器を使う場合は，手で暖めるなどして冷たいまま当てない ●1分間測定する
心拍	●心拍数 ●拍動の強さ，リズム不整，期外収縮，房室ブロックの有無など ●心雑音の有無とその場所	●心疾患の既往の有無 ●1分間測定する
血圧	●循環状態	●マンシェットは子どもの体型・測定部位に合わせた小児用サイズのもの（上腕の2/3を覆うもの）が選択されているか確認する ●マンシェットのゴム嚢の幅と長さ（上腕用）
体温	●発熱の有無 ●低体温の有無 ●発熱時の時間的経過，変動 ●悪寒・戦慄，末梢冷感の有無 ●随伴症状の有無：咳嗽，咽頭痛，痙攣，下痢，嘔吐，腹痛，発疹など ●顔色（顔面紅潮，顔色不良） ●活気，食欲，不穏状態	●測定部位によって体温が異なるので，測定部位は統一する

- 子どものバイタルサインは，啼泣，運動，食事，排便，発熱，薬物などによって影響を受けやすい．
- パルスオキシメータ，心電図モニター値を参考にする．

ココがポイント！ 子どもが泣かないように工夫して短時間で正確な値を測定する！

与薬

目的
- 子どもは自己管理能力が不十分であり、体調について自己申告をすることもほとんどない。そのため、看護師が薬剤に対する知識をもって管理し、観察する必要がある。
- 子どもにとって服薬はストレスであるという認識のもとで与薬を行う。

方法

1. 与薬の基本
- 薬物療法という治療のなかで、与薬を実施・管理する看護師は子どもに対し法的な責任を担っている。家族に対しては、薬剤に関する知識、服薬方法、注意点などを指導する役割がある。
- 与薬方法は発達段階をふまえて、子どもおよび家族と相談し、子どもに適した方法で与薬する。
  - 形態:散剤、錠剤、カプセル剤、水薬、座薬など。
  - 方法:乳首、スポイト、シリンジ、スプーン、薬杯など。

注意 下痢や直腸肛門障害があるときは、座薬は使用できない。

- 与薬後は観察と記録を行う:投与時間、投与方法、投与時の様子(嘔吐の有無、表情など)、投与後の不快感、薬剤の効果、副作用など。

2. 与薬における確認の5原則
準備時、与薬前、与薬直前、与薬後に確認する。

① **子ども**:投与する子ども本人か。
② **薬剤量**:指示量か、子どもに見合った薬剤量か。
③ **薬剤**:指示どおりの薬剤か、溶解方法などは適切か(作用・副作用、アレルギーの有無)。
④ **投与経路**:指示どおりの投与経路か、薬剤の特徴に対して適切な経路か。
⑤ **投与時間**:指示どおりの投与時間か(投与回数)。

3. 経口与薬
① 乳児
- 授乳直後では嫌がって嘔吐することがあるため、哺乳と哺乳

> **ココがポイント!** 発達段階をふまえて子どもにとって最適な方法を選択し、確実に与薬する!

方法

の間や哺乳直前の空腹時に飲ませる．
- 白湯や糖水で溶く場合は，全量摂取可能な量（1～3mL程度）で溶き，乳首，スプーン，スポイトなどで飲ませる．
- 散剤の場合は，少量の水分で練り，上顎や頬の奥に塗りつけ，水分と一緒に飲ませる．
- ミルク嫌いや偏食の原因になるため，ミルクや離乳食には混ぜない．
- 誤嚥防止のため，抱くか上体を起こして飲ませる．

②幼児
- 発達段階によって，看護師が手を添えて飲ませたり，子ども一人で飲ませたり（看護師は見守るだけ）する場合がある．

③学童後期・思春期
- 看護師が見守るところで，子ども一人で薬袋を切るなどの準備から行ってもらう．長期に服用する場合は，自己管理を意識した関わりをすることが重要．

4. 座薬
①乳幼児
- 座薬挿入時の体位は側臥位あるいは仰臥位で，膝が腹部につくように曲げてから座薬を挿入する．
- 挿入後は，座薬が排出されないように抱っこをしたり，静かに過ごせるような姿勢にする．約10～15分したら座薬が排出されていないかを確認する．

②学童以上
- 座薬挿入時の体位は左側臥位で，膝を曲げてもらい座薬を挿入する．

5. 点眼
- 点眼薬と眼軟膏の両方の指示が出ている場合は，点眼薬，眼軟膏の順で行う．
- 眼底検査などで散瞳を行った場合は，検査後にかすんだり，まぶしくなったりするので，歩行時は十分に注意するよう家族にも指導する．
- 最終の点眼時間を記録しておく．

輸液

目的
- 一般的な輸液管理に加え，固定による皮膚障害，循環障害の予防に努め，日常生活，成長発達への妨げを最小限にすることが求められる．

方法
- 輸液施行時の観察事項と対処法は**表1**のとおり．

■表1　輸液施行時の観察事項と対処法

観察事項	観察のポイント	対処法
《施行前》 ●子どもの状態 ●必要物品 ●輸液ポンプ・ラインのセット	●利き手，癖，習慣などを確認し，刺入部を選択する ●準備する薬品・物品の確認（子どもに適したテープ，シーネ，抑制帯など）	●家族・子どもからの情報収集と子どもへの声かけ ●子どもへ説明するときは，その反応をみておく（過剰に反応するときは輸液中も要注意） ●医師の指示を確認する ●固定テープの選択（刺激性，粘着の程度など） ●輸液ラインの長さの調整 ●輸液ラインの接続部の補強を行い，覆って隠す
《施行直前（輸液ラインの確保時）》 ●子どもの状態 ●確保した刺入部 ●輸液ポンプ・ラインのセット ●家族への指導	●子どもの反応・行動 ●液漏れ，腫脹，発赤，事故抜去，自然滴下の有無 ●輸液量，輸液速度の設定	●過剰な反応により抜去してしまうことがあるので固定するまでは注意する ●一瞬の体動により針のずれが生じることがある．刺入部を固定するまでは介助の手を離さないように注意する ●輸液セットの不備によるトラブルを起こさないよう確実にセットする ●設定時にも医師の指示を確認する ●家族には，輸液の必要性，輸液中の遊び方，抱き方などを説明する

> **ココがポイント！**　輸液量が40mL/時以下の場合は，微量な調整が困難なため輸液ポンプを使用する！

方法

観察事項	観察のポイント	対処法
《施行中》 ●子どもの状態	●バイタルサイン ●全身状態 ●水分出納 ●皮膚状態 ●情緒的反応	●身体的な反応だけでなく、精神的な反応としても現れることがあるため、子どもの機嫌のよしあしや活気の有無は状態観察において重要となる ●経口摂取量・輸液量と排泄量のバランスのチェックは定期的に行う ●固定状態、刺入部の皮膚状態を定期的に観察し、必要時は固定テープの貼り替えを行う ●異常な泣き方、体動などの原因が処置によるストレスと考えられるときには、子どもの気分転換になる方法を考慮する(抱く、座らせる、遊びの提供など)
●輸液管理	●輸液量、輸液速度、輸液残量(指示との照合) ●輸液スタンドの位置 ●輸液ラインの屈曲、閉塞、緩み、引っ張り、空気混入、三方活栓の向き	●(指示量と照合し)過剰または過少投与していないか確認する ●薬剤の反応などによる身体的変化をみる 注意 子どもの手が届く位置に輸液スタンドがあると、倒したり、輸液ポンプをいたずらしたりすることがある 注意 輸液量を自然滴下で調整する際、調整した高さと、その後の行動で高さが異なった場合、滴下速度が変化することがある ●子どもが輸液ラインを気にしている場合は、ラインをタオルなどで隠す、テープでラインを留める、お気に入りのおもちゃを置くなどして対応する
●日常生活行動	●機嫌、活気の有無 ●睡眠状態 ●遊び方	●必要最低限の固定とし、子どもらしい生活ができるよう援助する ●プレイルームでの遊びの提供やシャワー浴の実施などを行う
●家族への指導と協力依頼	●家族の理解 ●協力の様子 ●ストレス・不安の有無	●子どもの抱き方、遊び方、移動時の注意点などを説明する ●家族が子どもの抵抗に対し対応ができずにストレスとなることもある。それらも考慮しながら、子どもと触れ合う機会を設ける

吸引(鼻腔・口腔内, 気管内)

目的
- 吸引は, 鼻腔・口腔内, 気管内のいずれにおいても分泌物を除去することで気道の確保を目的とする行為である.
- 子どもの状態によってカテーテルの選択, 吸引圧の調整などが必要である.

方法
- 吸引前後の観察:呼吸状態, SpO_2モニター値, 顔色, 分泌物の性状・量・色.
- 吸引圧やカテーテルの選択などについては**表1, 2**のとおり.

■表1 鼻腔・口腔内吸引

	カテーテルサイズ(Fr)	挿入の長さ(cm)	吸引圧(mmHg)	1回の吸引時間
新生児	6〜8	口腔:4〜6 鼻腔:10〜16	100〜200	10〜15秒以内
乳幼児	8〜10		200〜300	
学童	10			

■表2 気管内吸引

	カテーテルサイズ(Fr)	気管内挿管チューブ(Fr)	吸引圧(mmHg)	1回の吸引時間
新生児	5〜6	2.5	100〜200 分泌物の粘稠度, 子どもの状態によって調整する	10秒以内
	6.5	3.0		
乳幼児	8	3.5〜4.0		
幼児・学童	10	4.5〜5.5		
成人	12	6.0以上		

- **鼻腔・口腔内吸引**:分泌物が多いときは, 鼻腔・口腔の入り口付近を吸引したあとに, 咽頭・口蓋部までカテーテルを挿入して吸引する.
- **気管内吸引**:清潔操作で行う. 低酸素状態, 無気肺, 肺虚脱を予防するため, ジャクソンリースまたはバッグバルブマスクで補助呼吸を行い, 子どもの状態を観察しながら吸引する.

> **ココがポイント!** 分泌物が多いときは無理をせず, 数回に分けて状態を観察しながら吸引する!

酸素療法・吸入療法

目的
- 低酸素状態を緩和し、呼吸状態の改善を図る.
- 酸素供給の方法は子どもに合わせて工夫する.
- 薬剤を経気道的に吸入し、気道の浄化・拡張を図る.

方法
- 投与方法:酸素テント、ヘッドボックス、経鼻カニューレ、フェイスマスクなど.
- 酸素療法・吸入療法時の観察事項と対処法を表1, 2に示す.

■表1 酸素療法時の観察事項と対処法

観察事項	対処法
● 循環状態:顔色、四肢末梢循環(色、冷感) ● 呼吸状態:呼吸数、型、呻吟、鼻翼呼吸、努力呼吸 ● 分泌物の状態:性状、量、色 ● バイタルサイン:発熱の有無、血圧 ● 意識状態:不穏状態、遊んでいるか、眠れているか ● SpO$_2$ ● 表情、機嫌、姿勢 ● 酸素の加湿状態 ● 顔の皮膚状態:カニューレ挿入部(鼻腔)、固定用テープの貼用部、フェイスマスクのゴム部の皮膚の発赤、びらんなど	● 気道の確保(肩枕の使用、体位の工夫) ● 分泌物の除去(吸引) ● 乾燥した酸素は呼吸器合併症の原因となるため加湿状態を確認する 注意 加湿しすぎると寝具を濡らしたり、低体温を引き起こす ● 家族が子どもに対応不可とならないよう子ども・家族へ酸素療法の説明をし、体位や遊びなどについて家族と一緒に考え工夫する ● 長時間の使用は皮膚刺激となるため、テープ貼用部をずらす、鼻腔にワセリンを塗る、ゴムを調整するなどして刺激を回避する 注意 酸素使用中は火気に注意する

■表2 吸入療法時の観察事項と対処法

観察事項	対処法
● 吸入前後の呼吸状態 ● 食事、授乳時間 ● 吸入薬の確認 ● SpO$_2$ ● 表情、機嫌、姿勢	● 吸入の効果をアセスメントする ● 吸入後に吸引を行う場合は、食事、授乳後には行わない.嫌がる子どもにも時間をずらして行う ● 使用薬剤、量、時間、回数、酸素の有無を確認する ● 子どもの状態に応じた遊びを工夫しながら実施する

ココがポイント! 楽な体位や酸素消費量が増大しない遊びなどを工夫して有効な酸素供給を促す!

経管栄養

目的
- 管（カテーテル）を介しての栄養摂取法である．経口的に摂取する場合と同様に，食事前後の挨拶や口腔ケアを行い，食事にまつわるマナーの導守と口腔内の清潔保持に努める．

方法

1. 胃管挿入時のポイント
- カテーテルは，口から挿入する場合は，眉間から剣状突起までの長さ＋1cm，鼻から挿入する場合は，鼻腔から耳介を通って剣状突起までの長さを目安とする．
- 挿入時に，激しい咳込み，呼吸停止，顔色の変化，嘔吐などがあった場合は，状態が落ち着いてから再開する．

2. 経管栄養の手順
① 注入物の患児名・量・内容，注入経路・方法・時間を確認する．
② 確認後，注入物を37℃くらいに温め，イルリガートルなどの注入器に満たす．

注意 注入物が熱い場合は熱傷を，冷たい場合は消化管への刺激が強く下痢を起こすので注意する．

③ 注入前に子どもに適した体位（座位，ファーラー位，右側臥位など）を調整する．
④ 注入開始前は，必ず胃管の挿入位置を確認し，固定テープが剥がれてゆるんでいないか確認する．必要時は貼り直す．
⑤ 胃管の位置を確認する．
- 少量の空気を注入して心窩部で気泡音を確認する方法と，注入器を用いて胃液の逆流によって確認する方法がある．

⑥ 胃液を逆流させた際に，胃内容物が多い場合や，胆汁や血液，コーヒーなどの残渣様の混入がある場合は医師に報告する．
⑦ 注入開始後も，胃管の位置と子どもの状態を目視で確認する．おもちゃを持たせるなど，子どもの手にラインが届かないようにして，胃管の事故抜去を予防する．
⑧ 注入終了後は，カテーテルの詰まり防止のためにカテーテルの内腔を洗浄するのに必要な量の白湯を注入する．

> **ココがポイント！** 経管栄養であっても，経口で食事をするときと同様に対応するよう心がける！

安静保持のための体動制限

目的
- 安全の項（p.25）も参照.
1. **シーネ**：点滴部位の保護，尖足の防止，心臓カテーテル検査後の穿刺部位の安静など.
2. **肘関節帯**：顔面・頭部の創の保護，経管カテーテルや気管カニューレの抜去防止，手指創の保護など.
3. **ジャケット**：乳幼児の体動によるベッドからの転落防止，検査・治療を行ううえで必要な体位や臥床安静の保持など.
4. **シーツ・バスタオル**：眼底検査，採血，静脈注射，包帯交換などの処置時に1人で介助するときに行う.

方法

1. **シーネ**
- 固定する部位の長さ，太さに合わせてシーネを選択する.
- シーネと固定する部位の間に隙間があると皮膚の摩擦が大きくなり擦過傷を生じるので，ガーゼなどを挟み，シーネが安定するように固定する.
- 固定用の絆創膏などは毎日外し，可能な限り清拭する．清潔な状態を保ちながら，皮膚の状態，点滴刺入部，創部の状態などを観察する.

2. **肘関節帯（図1）**
- 子どもの上肢の長さ・太さに合った関節帯を使用する.

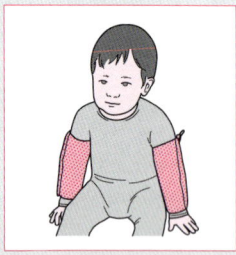

■図1　肘関節帯

3. **ジャケット（図2）**
- 子どもの身体の大きさに合わせてジャケットを選び，ベッドに取り付ける.

注意 ベッド柵に取り付けると，ジャケットが動いてしまったり，柵を上下させることができない.

- 子どもを仰臥位にし，ジャケッ

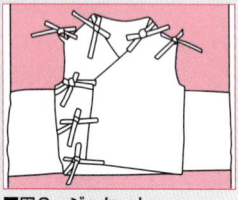

■図2　ジャケット

ココがポイント！ 固定した部位は皮膚障害，循環障害を起こす可能性があるため2時間おきに状態を観察する！

方法
トを着用させる．身体がずれないように，適切な強度で紐をきちんと結ぶ．

4. シーツ・バスタオル
- 上肢を体幹に付けてシーツやバスタオルなどで包む．

> **MEMO**
> ### 体動制限の工夫
>
> どのような体動制限でも子どもにとっては脅威であり，苦痛を与える．子どもが体動制限を嫌がり，固定を外そうとして，皮膚に発赤が生じたり，身体がずれて締め付けられたりしてしまうことがある．それらを予防するために，紐による体動制限の場合は，タオルやガーゼを巻いたり，ジャケットによる体動制限の場合は，身体がずれて頸部にジャケットのふちが食い込まないよう臀部に砂嚢を置いたりして予防している．しかし，こういったリスク対策をしていても観察を怠らないことが重要である．
>
> また，子どもが体動制限を嫌がり泣くことによって，全身の熱感と多量の発汗がみられることがある．クーリングを行うと冷却だけでなく，子ども自身の気分転換になることもある．
>
> いずれにせよ，子どもの様子をみながら，必要がないときはできる限り，固定は外すように心がける．

体動制限

浣腸

目的
- 検査や手術前処置,採便,診断目的,排便コントロールなどのために実施する.
- 一般的にグリセリン浣腸が行われる.

方法
- 浣腸液の温度は,高温では腸粘膜を損傷する危険性があり,低温では腸壁の毛細血管を収縮させ,腹痛や血圧上昇を誘発するため,37〜40℃に調整してから施行する.
- 乳児は仰臥位に,幼児以上は左側臥位にし,膝を曲げてもらってから行う.
- カテーテルの挿入が深すぎると腸壁を損傷し,浅すぎると浣腸液のみ排泄される(表1).

■表1 浣腸液の量とカテーテルの選択(太さ・長さ)

	量	太さ	挿入の長さ
新生児	1〜2mL/kg(1/2濃度)	7〜10Fr	2〜3cm
乳児	10〜20mL	9〜12Fr	3〜4cm
幼児	20〜30mL	10〜13Fr	4〜10cm
学童	30〜50mL	12〜15Fr	6〜10cm

※新生児に行う場合,浣腸液(50%グリセリン液)と蒸留水1対1(25%液)で用意する.

- 注入速度が速いと腸内に流入する液圧が高まり,腸管が拡張し気分不快を生じる.気分不快の有無や顔色を観察し,必要時は血圧を測定する.
- 施行後は,便の性状・色・量,血液混入の有無,腹痛・残便感・腹満感などの随伴症状の有無を観察する.

[注意] 幼児以降の子どもは,浣腸後すぐに排便したがるが,なるべくがまんさせてから排便させる.

> **ココがポイント!** 女の子や外性器異常のある子どもに浣腸を行う場合は,腟と肛門をきちんと見分けてから行うこと!

瘻孔の管理（人工肛門，胃瘻）

目的
- さまざまな理由で瘻孔が造設されるが，退院後，その管理の多くは親（主に母親）がすることになり，さらに成長過程にあるため，子どもの環境が変化していくことなどを考慮して管理する必要がある．
- 臭気が発生するので，周囲への配慮を行う必要もある．

方法

1. 人工肛門
①観察ポイント
- ストーマ（図1）：サイズ，高さ，色，浮腫，陥没，出血，脱出．
- 術後48時間まで：粘膜の色，周囲からの出血，ストーマの陥没．
- 術後1〜2週間：浮腫．
  - ストーマの計測：装具を除去したときに，縦，横，高さをノギスを用いて計測する．
  - ストーマは術後7日目まではストーマ粘膜に浮腫があり，その後も子どもの成長とともに大きさは変化する．ストーマゲージはそのつど，補正する．

■図1　ストーマ

注意　2週間以上ストーマの浮腫が続くときは，腹壁切開口が狭く腸管の締め付けによる循環障害が考えられる．

- 排泄物：便の性状・色・量・臭い，排ガスの状態（装具内へのガスのたまり方）．
  - 便が排泄されない，腹部膨満，嘔吐，腹痛などの症状があれば，腸炎やイレウスを起こしている可能性がある．
  - 便性が変わることで装具からの漏れが起こることがある．漏れてしまう場合は装具の種類を検討する．
- 腹部状態：膨満しているか（ミルクや食事の摂取状況）．
- 皮膚：排泄物の漏れ，粘着剤・皮膚保護剤の刺激，機械的刺激（粘着面の除去反応），感染（皮膚保護剤粘着面下の細菌性湿疹，テープ皮膚炎）による発赤，びらん，潰瘍，出血（装具や，皮膚保護剤の検討，テープや皮膚保護剤の剥がし方の

> **ココがポイント！** 子どもの成長発達と，瘻孔および周囲の皮膚の状態に応じて管理を行う！

方法

工夫).

② **家族指導**
- 子どもの全身状態と,ストーマの状態が落ち着いて装具もほぼ決まったら指導を開始する.
- 指導内容は,在宅でのケアを念頭において排泄物の取り扱いと同時に便性の観察,装具の交換からストーマや皮膚のケアについて行う.
- 乳幼児の場合は,2人で行ったほうが短時間ですむので,母親以外にも指導しておく.

2. 胃瘻造設
①観察ポイント
- 創部の感染:腹壁膿瘍などを起こすことがある.
- 皮膚:胃内容物の漏れ,粘着剤の刺激,テープ除去時の機械的刺激などによる発赤,浸潤(皮膚保護剤の使用).

注意 胃瘻造設後,瘻孔が完成するまでに2週間ほどかかるため,この間はチューブ交換を行わない.

②家族指導
- 子どもの全身状態と,胃瘻の状態が落ち着き,ケアの手順もほぼ決まったら指導を開始する.
- 指導内容は,在宅でのケアを念頭においてケアの手順や皮膚のケアについて行う.

ドレーン管理

目的
- ドレーン留置は,体内に貯留した滲出液などを体外に排出するために行う.治療においてよく行われる処置である.

1. 胸腔ドレーン
- 胸腔内に貯留した空気や液体(滲出液,漏血液,膿)を排気,排液し胸腔内を生理的陰圧に戻し,虚脱した肺の再膨張を図る.
- 貯留液による炎症の増悪や感染を防ぐ.

2. 腹腔ドレーン
- 腹腔内に貯留した血液,消化管液,膿,腹水を体外に誘導し,排泄させる.
- 腹腔内の病変の鑑別を行う.貯留液による炎症の増悪や感染を防ぐ.
- 外傷による腹腔内臓器損傷の有無をみる.

方法

1. 胸腔ドレーン

適応 気胸,血胸,膿胸,胸水貯留がある場合 ●術後で,胸腔内に貯留した空気や液体を持続的に体外に誘導する必要がある場合など

①穿刺前・穿刺中
- 環境調整:モニター,酸素吸入の準備,環境温の調節.四肢をタオルなどで固定する(上肢を挙上,下肢は固定:図1).
- 穿刺中は,子どもの一般状態,バイタルサイン,顔色,出血,疼痛,SpO₂を観察する.

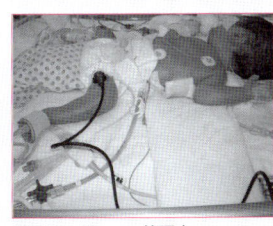

■図1 ドレーン管理中

注意 急激な排液により,胸痛,圧迫感,迷走神経反射によるショック状態となる危険性がある.

②留置中
- 低圧持続吸引器に排液用バッグをセットし,電源を入れる.

> **ココがポイント!** 挿入部が観察しやすい固定の工夫,接続管の重みによるドレーン抜去の予防が重要!

方法

- 穿刺部を固定し，接続管によって低圧持続吸引器に接続されたら，吸引圧を医師に確認し設定する．
- 留置中は，バイタルサイン，呼吸状態，皮下気腫の有無，ドレーン接続部の固定，ドレーン刺入部の発赤・腫脹の有無，脱気の有無，排液の性状・量・色，指示圧と吸引圧の確認を行う．

注意
- 緊急時の対応に備え，ドレーン鉗子を常備しておく．
- 留置中は，痛みによる呼吸抑制，急激な排液によるショック状態に注意する．

③抜去時・抜去後
- 医師がガーゼで刺入部を押さえながら，子どもの吸気に合わせてドレーンを引き抜く．
- 抜去後は，再び気胸や胸腔内に液の貯留が起こり呼吸障害が出現する可能性があるため，バイタルサイン，呼吸状態，SpO_2，穿刺部位の観察を行う．

2. 腹腔ドレーン

適応
- 排液により腹部膨満感の緩和を図れる場合
- 消化管吻合，腫瘍摘出後の術後出血や縫合不全の危険性がある場合（予防的に挿入する）

①穿刺前
- バイタルサイン，腹満，緊満，腸蠕動運動の有無を確認し，臍上の腹囲測定を行う．

②穿刺時
- 穿刺中は，子どもの一般状態，バイタルサイン，顔色，出血，疼痛，SpO_2を観察する．

注意 急激な排液によりショック状態となる危険性がある．

③留置中
- 低圧持続吸引器に排液用バッグをセットし，電源を入れる．
- 穿刺部の固定が済み，接続管によって低圧持続吸引器に接続されたら，吸引圧を医師に確認し設定する．
- 留置中は，バイタルサイン，ドレーン接続部の固定，ドレーン刺入部の発赤，腫脹の有無，疼痛の有無，排液の性状・量・色，指示圧と吸引圧の確認，腹囲測定を行う．

④抜去後
- バイタルサイン，SpO_2，腹部状態，穿刺部位の観察を行う．

気管切開

目的
- 上気道の狭窄がみられるときや，下気道の分泌物の吸引および長期間の人工呼吸管理が必要なときに行われる．

適応
- 両側声帯麻痺，声門下狭窄，重症の喉頭軟弱症，中枢性呼吸障害，気管挿管の抜管困難例（舌根沈下など）．
- 気管挿管での呼吸管理が可能ならば，気管切開は体重が3kgを超えてから行う．
- 喉頭閉鎖や声門下狭窄で気管挿管ができない場合は緊急気管切開の適応となる．

方法
- 全身麻酔下にて行う．
- 体位：肩の下に枕を入れ，頸部伸展位とする．

[手順]
① 皮膚切開：胸骨上切痕から1横指上を2～3cm横切開する．
② 皮下組織を広頸筋まで横に切離し，次に前頸筋群を縦に正中に剝離する．
③ 気管切開部位の正中から1～2mm離れた位置で，気管軟骨の両側に4～0ナイロン糸を1針ずつつり糸としてかける．
④ 第2～3気管輪を正中部で縦に切開し，気管カニューレ（以下，カニューレ）を挿入する．
[注意] 子どもでは中または下気管切開となる．
⑤ カニューレ左右の皮膚を縫合する．
⑥ カニューレをテープ（紐またはマジックテープの製品）にて固定する．気管壁のつり糸は絆創膏で胸部に固定する．
⑦ 抜糸まで（術後2週間）は清潔操作とする．

●気管切開（外科的治療）の看護のポイント

術前
- 全身状態を観察する．特に呼吸状態は，気管切開が必要となった原因（上気道の閉塞，人工呼吸補助の必要性，気道分泌物による換気不全など）に即して観察する．
- 呼吸に要するエネルギー消費を抑えるため，安静を心がける．
- 頸部の清潔と正常な皮膚組織を維持する．

> **ココがポイント！** 気管挿管による呼吸管理が普及してきたが，気管切開が必要となることも多い！

術後

1. カニューレの事故抜去の予防
- 術後の日が浅いほど事故抜去時あるいは再挿入時の出血や再挿入困難などが生じる可能性が高いため，事故抜去には十分に注意する．
- 術後1～2週間は頸部の前後屈を避け，正中位を維持する．
- 固定する紐などはきつく締めないよう（指が1～2本入る程度）に調節し，勤務の開始時，終了時，処置の前後などに手で触って確認する．
- 子どもがカニューレを触る動作などを観察，把握し，瘙痒感が原因であれば痒みを抑えるなど危険行動を事前に防ぐ．
- 事故抜去に備え同サイズと1サイズ下のカニューレを常にベッドサイドに準備し，カニューレのサイズ，吸引カテーテルのサイズを明記し，提示しておく．

注意 事故の二大要因はカニューレの抜去とカニューレの閉塞である．

2. 合併症の予防
- **気道・気管切開部の損傷の予防**
  - 吸引カテーテルをカニューレに挿入するときは長さを一定とし，不必要に気管壁を刺激することがないようにする．
  - カニューレや吸引カテーテルにより継続的に気管壁に刺激が与えられると，出血や肉芽形成の原因となる．肉芽はさらなる出血の原因ともなる．
  - 呼吸理学療法などを行い，分泌物を吸引しやすくする．

  注意 吸引時は吸引圧を上げすぎないように気をつける．

- **呼吸器感染症の予防**
  - 非生理的な呼吸経路，カニューレ，吸引カテーテルが挿入されることや，それらの刺激による分泌物の増加などによって呼吸器感染症に罹患する可能性は高くなる．
  - 吸引時などの操作は清潔に行う．

  注意 唾液が垂れ込まないように気をつける．

ココがポイント！ 子どもの気管に合わせた適切な内径・長さのカニューレの選択が合併症の予防に重要！

呼吸器管理

目的
- 自発呼吸下で気道を確保できない場合は，安定した気道を得るために気管挿管を実施したうえで人工呼吸管理とする．
- 自発呼吸下で酸素化もしくは換気が十分に確保できない場合は，人工呼吸管理によってそれを機械的に代償する．

適応 ●上気道閉塞 ●呼吸不全による低酸素・低換気 ●中枢神経疾患による呼吸努力の低下・異常

注意 上記の可逆的病態に対して適応となる．不可逆的病態に対する適応は慎重であるべきで，在宅人工呼吸管理の適否を含めた長期的展望が必要である

方法
- 呼吸器管理の方法には，①侵襲的人工呼吸と，②非侵襲的人工呼吸の2つの方法がある．
1. **侵襲的人工呼吸**（図1）：気管挿管もしくは気管切開を行ったうえで，通常の人工呼吸管理を実施．
2. **非侵襲的人工呼吸**（図2）：気管挿管や気管切開を避け，マスクを用いて管理する．

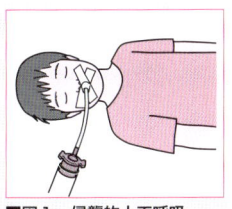

■図1 侵襲的人工呼吸

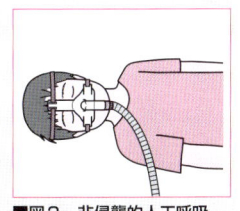

■図2 非侵襲的人工呼吸

- **気管挿管**：経口挿管と経鼻挿管の二種類の方法がある．子どもには，気管挿管チューブの固定が安定する経鼻挿管が望ましい．特に乳幼児では，経口挿管したままだと，事故抜管の確率も高く，チューブの固定長も不正確になりがちである．
- **吸引と加湿**：子どもに対しては細い気管挿管チューブを用いざるを得ないため，閉塞の危険性が高くなる．気管内吸引カテーテルの適切な吸引長と太さを確認すると同時に，十分な加湿にも配慮することが不可欠．

ココがポイント！ 呼吸器管理で最も大切なことは，安全管理！さまざまなトラブルへの対応を理解しておく！

●呼吸器管理の看護のポイント

管理前
- 子どもによくみられる呼吸の特徴を**表1**に示す．これらの特徴をふまえたうえで観察する．

■表1　子どもの呼吸の特徴

特徴	理由
上気道狭窄を起こしやすい	気道が細くやわらかいため，浮腫を起こしやすく，気道軟骨が脆弱
鼻閉によって呼吸不全に陥りやすい	口腔内で舌が占める割合が大きく鼻呼吸が中心
ガス交換が不利	酸素消費量は成人の3倍であるが，肺胞面積は1/20しかない
肺のコンプライアンスが低い	サーファクタントが欠如している
呼吸筋疲労を起こしやすい	肋骨が水平に走っており，胸郭運動の効率が悪い
無呼吸発作を起こしやすい	中枢性化学受容体が未熟
安静時でも呼吸筋疲労を起こしやすい	気道抵抗が高く相対的に呼吸仕事量が多い

管理中

1. 人工呼吸器装着中の観察のポイント
- 胸郭の動き，吸気の深さや左右差，呼吸数，呼吸音，異常呼吸の有無，顔色，口唇色，末梢循環（色，温度）．
- SaO_2，$ETCO_2$，心拍，全身の循環状態，検査データなど．
- 気管内チューブの固定状態，四肢・体幹の固定状況（事故抜管の防止のため）．
- 人工呼吸器の設定・作動状況（電源，人工呼吸器本体，加温加湿器，呼吸器回路，呼吸の設定条件）．
- 気管内吸引*物の量・性状．

2. アラーム時の対応
- アラームが作動したら，子どもの全身状態をすばやく観察し，アラームの一時消音，原因の追求・除去・改善を行い，アラームをリセットし，再度観察を行う．

[注意] アラームは決して"off"や"音量0"にしてはいけない．

> **ココがポイント！**　「自己抜管」という言葉はなく，「事故抜管」と銘記すべき！

---

*気管内吸引：分泌物の除去，肺合併症の予防，換気を有効にするなどを目的に行う．合併症は低酸素血症，気道損傷，気管支・喉頭攣縮，無気肺，感染など．合併症の予防には，吸引圧や吸引カテーテルの固定長などに注意し，愛護的な手技で行う必要がある．

化学療法

目的
- 薬剤によって小児がんの治療を行う.
- 白血病,リンパ腫などの造血器腫瘍においては,化学療法のみで高い生存率が達成されている.
- 脳腫瘍,神経芽腫などの固形腫瘍においては,転移病変に対する治療,外科・放射線治療の補助的な役割として化学療法が行われる.

適応
- 大部分の小児がんは化学療法に感受性があり,治療対象となりうる.
- 対象疾患,治療戦略により化学療法の役割は異なる.
- エビデンスに基づいた(有効性,安全性に関する一定の情報が得られている)化学療法,あるいは臨床試験による化学療法が行われるべきである.

[注意] 化学療法は効果と毒性のバランスの悪い治療である.予測される毒性に耐えられる全身状態,臓器機能が求められる.期待される効果,予測される毒性について適切なインフォームドコンセントの取得は必須である.

方法

1. 多剤併用療法
- 小児がんに対する化学療法では,単剤治療は稀で複数の薬剤の組み合わせによる多剤併用療法が一般的である.
- 多剤併用療法により,1)薬剤耐性の克服,2)耐性獲得の阻止,遅延,3)作用機序の違いによる付加的,相乗的効果,4)毒性の分散などが期待される.

2. プロトコール*と臨床試験
- 大部分のプロトコールは臨床試験の治療計画書として作成されている.臨床試験が終了している場合には,対象の詳細,治療効果と毒性などが医学論文などとして報告される.
- 臨床試験登録中のプロトコールは試験に参加した場合のみ使用されるべきである.
- 臨床試験への参加には,試験実施に関する施設の承認(倫理

> **ココがポイント!** 化学療法は医療過誤のリスクが高い領域である!

方法

審査委員会など），適格基準への該当，インフォームドコンセントの取得などが必須である．

3. 抗がん剤投与における注意点

- 使用する薬剤に関する知識：投与薬剤の剤型，投与量，投与方法，投与スケジュール，有害事象とその対応について十分な知識をもたなければならない．
- 治療指示書の作成：化学療法の指示は，修練された能力をもつスタッフのみが行うべきである．化学療法の指示には独自の書式を用い，他の指示書と区別することが望ましい．指示書の内容は**表1**に示す．

■表1　化学療法指示書の内容

患者情報	氏名，生年月日，ID番号
薬用量の関連情報	体重，身長，体表面積
化学療法の指示	● 治療計画（プロトコール） ● 治療スケジュール（day, week, cycle, course） ● 指示の実行時期 ● 用量（計算値，修正，投与用量） ● 溶解方法 ● 投与方法 ● 輸液負荷（hydration）
支持療法	制吐剤，mesna，leucovorin，アレルギー対策など
モニタリング	尿量，尿潜血，尿pH，電解質，血中濃度

- 投与時における薬剤名，投与量，投与方法の確認
  - 薬剤の名称に略語が使用されている場合は確実な確認が必要である．抗がん剤の投与は化学療法専門病棟，あるいは修練された専門の看護師がいる外来化学療法部門のいずれかで行

■表2　小児がんに用いられる抗がん剤による有害事象

●大部分の抗がん剤に共通する有害事象	
血球減少，嘔気・嘔吐，脱毛，口内炎	
●それぞれの抗がん剤に特徴的な有害事象	
シクロホスファミド	出血性膀胱炎
ビンクリスチン	末梢神経障害，便秘
ドキソルビシン	心筋障害
シスプラチン	腎機能障害，聴力障害
L-アスパラギナーゼ	アナフィラキシー，凝固・線溶障害，急性膵炎

※上記は代表例であり，詳細は専門書などを参照．

＊プロトコール：治療スケジュールおよび用量，治療効果判定時期などが記された治療計画書をプロトコールとよぶ．

方法

われるべきである．

- 医師，看護師，薬剤師，患児の家族が治療スケジュール，内容を共有し理解する体制を整備することが望ましい．

4.有害事象

- 小児がんに用いられる抗がん剤による有害事象を**表2**に示す．

●化学療法の看護のポイント

治療前

- 子どもは身体症状を適切に訴えることができなかったり，急激に状態が変化したりするため，全身状態を観察する．
- 年齢・発達段階に応じて，絵本やパンフレットなどを用いて説明し，子どもが納得して治療に臨めるように働きかける．
- 化学療法の流れや想定される有害事象とその対処法などについてオリエンテーションを行う．

治療中

1.アレルギー反応・アナフィラキシーショック

- 観察項目：血圧低下，頻脈，喘鳴，咳嗽，呼吸困難，蕁麻疹，腹痛，不穏，発熱など．
- バイタルサインを確認する．
- 急変に対応できるよう酸素投与や吸引などの準備をしておく．

2.輸液管理

- 抗がん剤が皮下漏出した場合は，発赤，水疱，組織の壊死を起こすことがある．血管の開通性を確認した後に抗がん剤の投与を開始し，十分に観察していく必要がある．留置針の挿入部位は，確実で観察しやすい固定にする．
- 中心静脈カテーテルから投与されている場合は，ルート接続部の緩みによる血液の逆流や空気，微生物などの混入，事故抜去の予防に努める．

治療後

1.骨髄抑制

①白血球減少に伴う易感染状態が考えられる．

- 観察項目：発熱，皮膚や口腔粘膜，肛門周囲の状態，ドレーンやカテーテルなどの挿入部，下痢，嘔吐，咳嗽，鼻汁など．
- 皮膚や粘膜の清潔と保護
  - 全身状態に応じてシャワー浴や清拭を行う．
  - 柔らかい毛の歯ブラシで口腔ケアを行う．
  - 陰臀部の皮膚障害を生じた場合は，微温湯で洗浄し，軟膏

治療後

を塗布する．
- 排便コントロール
  - 必要に応じて緩下剤を投与する．
  - 浣腸や座薬などの処置は避ける．
- 手洗いや含嗽などの感染予防行動の習慣化を図る．
- 注意 白血球減少時は敗血症を引き起こし重篤となることがあるため，発熱には注意する．

②血小板減少に伴う出血傾向が考えられる．
- 観察項目：皮膚の出血斑，鼻出血，口腔粘膜からの出血，血尿，血便，頭蓋内出血（頭痛，意識障害，痙攣）など．
- 皮膚・粘膜は強くこすらず，刺激を避ける．
- 観血的処置後は，止血を確認する．
- 外傷や打撲を予防するため，転倒・転落に注意する．

③赤血球減少に伴う貧血が考えられる．
- 観察項目：倦怠感，頭痛，めまい，動悸，息切れ，顔色不良など．
- 自覚症状に乏しいことがあるため，安静・休息を促す．
- 四肢冷感がある場合は，掛け物や衣服を調整し保温に努める．

2. 嘔気・嘔吐
- 制吐剤を投与する．
- 消化がよく食べやすいものを少量ずつ数回に分けて摂取してもらうなど，調理形態などの工夫を行う．
- 吐物はすぐに片付け，環境の調整に努める．
- リラクセーションを図る．

3. 口内炎
- 齲歯や歯肉病変がある場合は，歯科を受診してもらい，口腔内環境を調整する．
- 食後や睡眠前は，ブラッシングや頻回な含嗽を行い，口腔ケアに努める．
- 疼痛が強い場合は，鎮痛薬を投与する．

4. 下痢
- 輸液管理を行い，脱水予防や電解質異常の補正に努める．
- 必要に応じて止痢剤や整腸剤を投与する．
- おむつ着用児は陰臀部の皮膚障害を起こしやすいので，注意して観察する．予防法としては，適宜，微温湯で洗浄し保清に努めるとともに，撥水性の軟膏を塗布し皮膚のバリア機能を補う．

放射線治療

目的
- 対象疾患により目的は異なるが，多くは手術や化学療法だけでは完治が期待できない場合に，放射線治療も併せて行い，腫瘍の再発・増大や播種を予防する．

適応
- 放射線に感受性が高い小児がんは多く，最近の集学的治療ではウィルムス腫瘍（**図1**）や神経芽腫の術後照射線量は晩期合併症を心配する必要がない程度まで減量されてきている．
- 一方，横紋筋肉腫や脳腫瘍に代表される大照射線量を術後に要求される小児がんでは，正常組織の障害を少なくするために化学療法，二期的手術などの集学的治療のなかで放射線治療を考える必要がある．

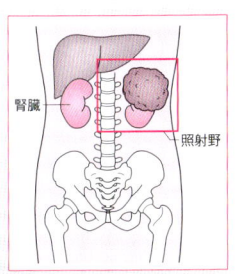

■図1　ウィルムス腫瘍の術後照射野
左腎摘出後に行われる．術後照射として椎体を十分に含む照射野を設定する．

方法
- 子どもが放射線治療室に慣れるよう，治療前に「模擬照射」期間を設けて，放射線治療は痛くないことを実感してもらう．
- 子どもが放射線治療室に慣れたら放射線治療を行う．

1. **CTシミュレーション**：固定装置を装着してもらい，放射線治療室内に設置してあるCTシミュレーション装置にて腫瘍部を撮影する．
2. **3D治療計画**：CTシミュレーション装置にて撮影したデータを3D治療計画装置に転送し，腫瘍巣をCTイメージに描画する．通常，初診時の腫瘍巣をターゲットとする治療が行われる．

【子どもの固定法】
- 小学校高学年以上であれば問題ないが，中学年（およそ10歳）以下の子どもでは，体動により照射野の再現性に問題が生じ

> **ココがポイント！** 模擬照射や環境整備（テレビや音楽など）を行うことにより無鎮静で照射可能となる！

方法

る可能性があるため,何らかの処置(固定)が必要となる.
- 2歳以下:鎮静剤の投与を行い,モニターで監視しながら安全性の確保に努める必要がある.
- 2歳以上:液晶テレビでお気に入りのアニメーションなどのビデオを見せたり,音楽を聴かせたりすることによって無鎮静で治療が行える.

【急性反応と晩期合併症】
- 放射線による有害事象として急性反応(合併症)と晩期合併症がある.
- **急性反応**:照射中から数週~数か月までに生じる合併症のこと.照射野内に存在する骨髄,皮膚,粘膜,唾液腺,生殖腺など,分裂が盛んな臓器・組織に発生するものである.これらの臓器・組織の耐容線量を越えなければ,照射終了数か月後には回復する可逆的な反応とされている.
- **晩期合併症**:放射線治療終了後6か月以上経過して発生する局所反応のこと.晩期合併症は,対象となる臓器・組織の耐容線量(**表1**)を越えて照射せざるを得ないときに生じる.

  注意 晩期合併症のなかには少ない線量でも発生確率があるとされている二次発癌がある.放射線治療および化学療法による二次発癌は5%程度といわれている.

■表1 正常組織の耐容線量(IRS-V)

臓器	線量:通常分割照射法
両腎	14.4 Gy
全肝	23.4 Gy
両肺	14.4 Gy
全脳 > 3歳	30.6 Gy
< 3歳	23.4 Gy
視神経と視交差	46.8 Gy
脊髄	45.0 Gy
腸管(部分的)	45.0 Gy
全腹部-骨盤	30.0 Gy (1.5 Gy/回)
全心臓	30.6 Gy
水晶体	14.4 Gy
涙腺/角膜	41.4 Gy

IRS-Vの正常耐容線量は通常用いられている「放射線治療に対する正常組織耐容線量(成人)」よりも低めに設定されている.

●放射線治療の看護のポイント

治療前
- 子どもは身体症状を適切に訴えることができなかったり,急激に状態が変化したりするのため,全身状態を観察する.
- 放射線治療の流れや想定される有害事象とその対処法などについてオリエンテーション(インフォームドコンセントも含む)を行う.

治療中
- 2歳以下の子どもには，静かに臥床できるよう鎮静剤を投与しておく．連日にわたり鎮静が必要な場合は，食事や清潔ケアが妨げられないようにスケジュールを調整する．
- 覚醒したまま行う場合は，モニター室から見守っていることを伝え，音楽やビデオなどを利用し心細さや孤独感の軽減を図る．
- 照射部位を明確にするためのマーキングが清潔ケアによって薄れてしまわないように注意する．

治療後
- 放射線照射を行ったら，シールを貼るような通い帳を用いたり，頭部固定用のマスクに好きな絵を描くなどの働きかけにより，子どもが主体的に取り組めるようにする．
- 放射線照射による有害事象への対策を行う．

1. 骨髄抑制
- 化学療法の項（p.107）を参照．

2. 皮膚障害
- 観察項目：皮膚炎，色素沈着，びらん．
- 保清時は皮膚を強くこすりすぎず，刺激を避ける．

3. 嘔気・嘔吐
- 化学療法の項（p.108）を参照．

> **MEMO**
> **骨髄破壊的治療**
>
> 　白血病などに造血幹細胞移植を前提とした骨髄破壊的治療が用いられるようになり，化学療法の強化とともに全身照射（TBI）が行われることがある．これは急性全身被曝2.5～5Gyにより数週間後に無治療であれば約半数の被曝者が骨髄障害で死亡する「骨髄死」という急性障害を有効活用しようとするものである．
>
> 　TBI 10Gy一回照射時には線量率5～8cGy/分，12Gy/6分割/3日間の照射では線量率10～20cGy/分にして行うと生体への障害が少なく骨髄機能のみ死滅させることがわかった．これは線量率効果とよばれるもので，放射線障害の回復や細胞分裂（再増殖）が照射中に起こることにより放射線効果が減弱し，正常細胞の障害が少なくなっているとされている．

食事療法

目的
- 食事は生命維持のために必要不可欠であり，成長・発達過程の子どもにとって食事の重要性は特に高い．疾患により重要性はさまざまだが，食事療法はすべての疾患に必要である．
- 医療者は適切かつ具体的な食事療法の指示を子どもや家族に与えなければならない．たとえば「消化のよいものを食べなさい」「鉄分をしっかり摂りなさい」と指示するだけでは不十分である．
- 食事療法には，1）蛋白質や脂肪の制限などが必要な先天性代謝疾患やクローン病などの炎症性腸疾患のように食事の内容を考慮する場合と，2）咀嚼や嚥下に問題があり，食事の形態を考慮する場合の2つに大別される．

適応
- 食事療法はすべての疾患に適応がある．意識障害があってもカテーテルなどを用いた経腸栄養などで実施できる．

禁忌 消化管からの栄養投与が不可能となる消化管の術直後や高度の消化・吸収障害の場合などには経腸栄養は禁忌．その場合は，経静脈的に栄養投与を行う．

方法
- 主な疾患ごとの食事療法のポイントを**表1**にまとめた．

■表1 小児疾患ごとの食事療法のポイント

	疾患名	食事療法のポイント	注意点・その他
内分泌・代謝疾患	肥満症 2型糖尿病	●摂取エネルギー制限を行う ●蛋白摂取量の確保，微量元素の欠乏にならないように配慮する	●食事療法を継続させるための環境調整，心理支援などが必要 ●非肥満の2型糖尿病では，エネルギー制限は軽度となる
	1型糖尿病	●原則としてエネルギー制限は行わないが，過剰摂取は避ける ●各栄養素(糖質，蛋白質，脂肪)の配分に注意	●低血糖時の補食の指導も併せて行う

> **ココがポイント!** どんな食品を，どれくらい，いつまで続ければよいのかなど具体的な指導が必要!

方法　　　　　　　　　　　　　　　　　　　　　　　　　　　　　　　**食事療法**

	疾患名	食事療法のポイント	注意点・その他
内分泌・代謝疾患	先天性代謝異常症	●疾患ごとに必要な制限が異なる ●さまざまな治療用特殊ミルクがある	●年齢に応じて食事内容の見直しが必要
アレルギー疾患	食物アレルギー	●原因食物の特定および食物制限（除去食）が必要かどうかの判断を行う ●食物制限の実施・方法・中止は，専門医の指導のもとで行う	●除去が多い場合，成長・発達の影響を考慮し，栄養指導を行う ●食物制限はできる限り短期間にする
消化器疾患	急性胃腸炎 嘔吐症	●糖質・水分を十分量摂取する（経口・経静脈） ●経口開始後も脂肪摂取は控えめに	●消化機能維持のために，絶食期間はできるだけ短くする
	難治性下痢症 吸収不良症候群	●消化・吸収の程度や栄養状態を評価し，個別対応する ●症状の程度により，経静脈的栄養，経腸栄養剤を選択	●エネルギー量，蛋白量，必須脂肪酸，ビタミン，微量元素などの過不足に留意
	乳糖不耐症	●乳糖の除去を行う ●人工栄養では，乳糖除去ミルクを使用	●先天性と一過性の二次性乳糖不耐症がある
	クローン病 潰瘍性大腸炎	●エネルギー・蛋白質を十分量摂取する ●脂肪・乳糖・食物繊維などが制限されることがある ●微量元素・ビタミンの補充	●病態・重症度に応じて，食事療法の内容を随時見直す
	急性膵炎	●初期（7〜10日）は絶食 ●食事は低脂肪食から開始	●症状が長引く場合は，経静脈栄養も考慮
循環器疾患	心不全	●塩分（ナトリウム）制限 ●過剰水分摂取を控える ●高エネルギー・高タンパク栄養を心がける	●栄養障害が生じやすいので，鉄欠乏，低血糖，低カルシウムなどに注意
	高血圧	●肥満のある場合は摂取エネルギーの制限 ●塩分の過剰摂取を避ける ●カリウムの摂取を十分に行う	●カリウムはナトリウム排泄効果がある

方法	疾患名	食事療法のポイント	注意点・その他
血液疾患	鉄欠乏性貧血	●鉄分の摂取だけでなく、バランスのよい食生活を心がける	●鉄は動物性蛋白と摂取すると吸収効率がよい。肉類・魚類を中心に十分に蛋白質を摂取する
腎臓疾患	急性糸球体腎炎 ネフローゼ症候群	●初期は蛋白、塩分および水分の制限を行う ●利尿がついたら制限を解除していく	●制限食による食欲減退を防ぐために、香辛料や調味料を利用する
	慢性腎不全	●病気の進行度により制限の程度は異なる ●一般に蛋白、水分、塩分、カリウムなどの制限が必要 ●摂取エネルギー量は十分に確保	●腹膜透析の場合、蛋白の漏出があるので、漏出分を摂取量に加える
神経疾患	脳性麻痺 重症心身障害	●生活活動や緊張の程度に応じた必要エネルギー量の調整が必要 ●食事を与える姿勢を適切にする ●栄養投与法に応じて食形態を考慮する（普通食、離乳食、濃厚流動食、経腸栄養剤）	●経管栄養児でも、将来の口腔機能獲得に向けた摂食訓練は継続すべき ●摂取カロリーだけでなく、必須脂肪酸、ビタミン、微量元素などの欠乏に留意 ●胃食道逆流（GER）の合併が多い
外科疾患	口蓋裂	●吸啜困難による哺乳量の減少に注意 ●口蓋裂用の特殊乳首を利用する	●安易に経管栄養を導入しない ●できる限り経口哺乳を試みる
	短腸症候群	●経静脈栄養から開始し、残存小腸の長さに応じて成分栄養剤・半消化態栄養剤・低残渣食とステップアップしていく	●脂肪制限が強い間は経静脈的な脂肪製剤の投与が必要 ●プロバイオティクスが消化機能改善に有用

●食事療法の看護のポイント

治療前
- 子どもの食事の嗜好について家族から情報収集しておき，乳幼児であれば補食の内容も検討して，食事の楽しみを維持できるように配慮する．
- 一般食の他児と食卓をともにすることでストレスが高じるときは，部屋で食べるなどの環境調整が必要となる．

治療中
- 食事摂取量の評価．
- 食事療法の効果の観察（体重の増減など）．

1. 食事が進まない場合
- 家族や管理栄養士と相談して子どもの嗜好に合う食事に近づくよう工夫する．
- 子どもの食欲は，食事の見た目や形，食事の際の雰囲気に大人以上に影響を受けるため，配慮が必要となる．

2. 治療乳に変更した場合
- 哺乳状況，1日の摂取エネルギー（kcal），体重の増減，活気などの全身状態の変化や排泄物の量・性状の変化などを観察する．

> **注意**
> ①乳幼児の場合：治療乳の風味を嫌がり必要エネルギー量の摂取ができないこともある．生活のリズム，飲むタイミング，温度，哺乳用具などを工夫し，必要な哺乳量が摂取できるように配慮する．
> ②治療乳の管理：一般の粉ミルクと同じ保管場所に置くことで，取り間違いや混入が起こらないように保管方法を検討する．

3. 制限食が必要な場合
- 成人と同じように，アレルギーによる除去食，減塩食，カロリー制限食，検査準備食などがある．
- アレルギー除去食などで多項目にわたる制限があるときは，補食を含めてメニューが限定されるため，子どもが食事の楽しみを十分に味わえないことがある．

> **注意**
> - 年少の幼児（1～3歳ころ）では，誤った調理，誤った配膳による食事に気がつかず，そのまま摂取してアレルギー反応を起こす事例もある．配膳時の内容確認，本人確認は重要．

救急処置

目的
- 救急処置のなかでも心肺蘇生法(CPR)を中心に述べる。心肺蘇生は,心停止に陥った子どもの心拍再開をもたらすことが目的である。

適応 心肺停止が確認された場合。
- 子どもの心肺停止は呼吸停止からの進展が多く,低酸素による著明な徐拍(60/分未満)でも胸骨圧迫を開始する。

注意
- DNAR(Do Not Attempt Resuscitation)*オーダーの有無。

方法
- 心肺蘇生法には,一次救命処置(BLS:図1)と二次救命処置(ALS:図2)とがある。それぞれのアルゴリズムに習熟しておく必要がある。

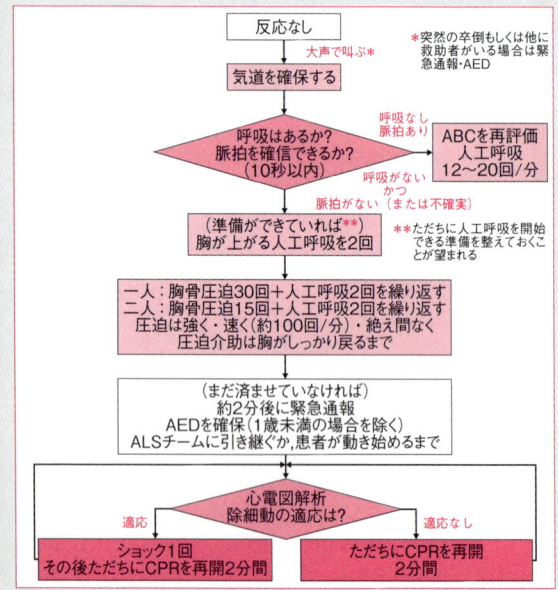

```
反応なし
  ↓ 大声で叫ぶ*
気道を確保する
  ↓
呼吸はあるか? → 呼吸なし脈拍あり → ABCを再評価 人工呼吸12~20回/分
脈拍を確信できるか?
(10秒以内)
  ↓ 呼吸がないかつ脈拍がない(または不確実)
(準備ができていれば**)
胸が上がる人工呼吸を2回
  ↓
一人:胸骨圧迫30回+人工呼吸2回を繰り返す
二人:胸骨圧迫15回+人工呼吸2回を繰り返す
圧迫は強く・速く(約100回/分)・絶え間なく
圧迫介助は胸がしっかり戻るまで
  ↓
(まだ済ませていなければ)
約2分後に緊急通報
AEDを確保(1歳未満の場合を除く)
ALSチームに引き継ぐか,患者が動き始めるまで
  ↓
心電図解析 除細動の適応は?
 適応 → ショック1回 その後ただちにCPRを再開2分間
 適応なし → ただちにCPRを再開 2分間
```

*突然の卒倒もしくは他に救助者がいる場合は緊急通報・AED

**ただちに人工呼吸を開始できる準備を整えておくことが望まれる

■図1 一次救命処置のアルゴリズム
(日本救急医療財団心肺蘇生法委員会監:救急蘇生法の指針2005(医療従事者用).改訂3版.へるす出版:2007.p.96より)

方法

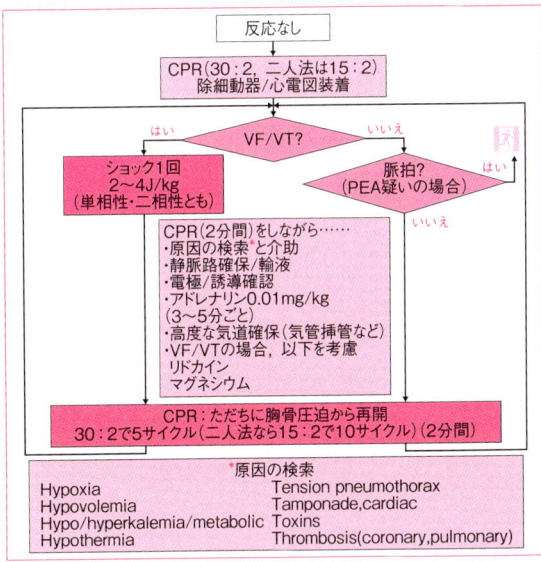

```
          反応なし
             │
    CPR(30:2、二人法は15:2)
      除細動器/心電図装着
             │
     ┌───VF/VT?───┐
   はい           いいえ
     │              │
  ショック1回      脈拍?
   2〜4J/kg     (PEA疑いの場合) ──はい──→ 因
 (単相性・二相性とも)  │
     │           いいえ
     │              │
     └──────┬──────┘
            │
   CPR(2分間)をしながら……
   ・原因の検索*と介助
   ・静脈路確保/輸液
   ・電極/誘導確認
   ・アドレナリン0.01mg/kg
    (3〜5分ごと)
   ・高度な気道確保(気管挿管など)
   ・VF/VTの場合、以下を考慮
    リドカイン
    マグネシウム
            │
   CPR:ただちに胸骨圧迫から再開
   30:2で5サイクル(二人法なら15:2で10サイクル)(2分間)
```

*原因の検索	
Hypoxia	Tension pneumothorax
Hypovolemia	Tamponade, cardiac
Hypo/hyperkalemia/metabolic	Toxins
Hypothermia	Thrombosis (coronary, pulmonary)

■図2 二次救命処置のアルゴリズム
(日本救急医療財団心肺蘇生法委員会監:救急蘇生法の指針2005(医療従事者用).改訂3版.へるす出版:2007. p.116より)

- BLS、ALSともに質の高いCPRを実施することが基本.
- 1歳以上であれば、自動体外式除細動器の適応となる場合があるため、その使用に習熟しておく必要がある.
- ALSの流れを理解し、救急蘇生チームの動きが円滑になるように努める.

> **ココがポイント!** 質の高いCPRの実施には、「適切な人工呼吸」と「強く・早く・絶え間ない胸骨圧迫」を意識することが最も重要!

*DNAR:患者本人または患者の利益にかかわる代理者の意思決定を受けて心肺蘇生法を行えないこと.

●救急処置の看護のポイント

実施前
- 急変の予見(心肺停止の回避)が大切であり,呼吸・循環のささいな変調も軽視してはならない.
- 急変時に即応できる機器・機材の配置(救急カート配置図)や急変時の連絡体制(院内コード)を確立しておく.

  [注意] 子どもの急変は,呼吸不全から始まるケースがほとんどであり,気道確保,補助換気手技は確実に覚えておきたい.

実施時
- 急変を察知したスタッフは,院内コード発令などの手段によってすみやかに周囲に異常を知らせ,必要な医療処置を行うための人手を集める.第一発見者は,子どものそばを離れず,気道確保,蘇生を開始する.蘇生チーム到着までは,PBLS実施.
- 蘇生リーダー,サポートの医師,処置の介助者,記録者,情報収集担当者などの役割分担を行い,連携して処置を実施する.家族に連絡を取って,急変を知らせ,到着時間を確認する.家族が院内にいれば,待機場所を確保し定期的に状況を説明する(現時点では蘇生に立ちうことは稀).
- 蘇生が成功し,呼吸・循環の安定が確認されたら,すみやかに管理場所(可能であればICU)に移送し,管理下にて治療を継続する.蘇生後に,経過を家族に説明する.
- バイタルサイン測定,モニター装着,気道確保,換気バッグ,除細動,静脈ライン確保(あるいは骨髄針)を行う.
- 蘇生に必要な薬剤・器材は毎日整備してすぐに使用できる状態にしておく.

実施後
- バイタルサインが安定しているか確認し,観察を続ける.
- 新たに追加になった治療やそれに伴った観察を行う.
- 環境整備を行う.
- 家族へ説明し,支援する.
- 蘇生に使用した器材・薬剤をすみやかに補充する.

6 疾患

- 呼吸器疾患
- 消化器疾患
- 循環器疾患
- 感染症
- 免疫・アレルギー
- 代謝・内分泌
- 血液疾患
- 脳・神経疾患
- 耳鼻科疾患
- 腎・泌尿器疾患
- 運動器疾患
- 悪性新生物
- 染色体異常
- 事故・外傷

呼吸器疾患
かぜ症候群

病態
- かぜ症候群は，ウイルスが鼻腔や咽頭の気道粘膜に感染して起こる，くしゃみ，鼻汁，咳嗽，発熱などの一連の症候を伴う病態のことである．
- 呼吸器感染は炎症の場所で臨床症状と診断が異なるが，かぜ症候群の主体は鼻炎・咽頭炎（あわせて上気道炎）である（**表1**）．
- 合併症がなければ通常3～5日程度で症状が軽快する．

■表1 炎症部位による臨床症状と診断

病変部位		診断	臨床症状	主な原因
上気道	鼻	鼻炎（上気道炎）	くしゃみ，鼻汁	ウイルス
	咽頭扁桃	咽頭炎	咽頭痛 咽頭発赤	ウイルス
		扁桃腺炎	咽頭痛，扁桃肥大，膿付着	A群溶連菌 EBウイルス
	喉頭	喉頭炎（クループ）	ケンケンした咳 嗄れた声	ウイルス
下気道	気管支	気管支炎（下気道炎）	咳，痰 ゼーゼー ヒューヒュー	ウイルス マイコプラズマ
	細気管支	細気管支炎	咳，痰 ゼーゼー ヒューヒュー 陥没呼吸 呼吸困難	ウイルス (80%がRSウイルス)
	肺	肺炎	咳，痰，多呼吸 呼吸困難 低酸素	ウイルス RSウイルス マイコプラズマ 細菌（肺炎球菌，インフルエンザ菌 など）

- かぜ症状を伴うウイルス感染のなかでも，RSウイルスとインフルエンザウイルスは，経過・合併症が異なるので，かぜ症候群と区別したほうがよい．
- RSウイルス：主に鼻粘膜から感染し，大人や年長児ではかぜ症候群にとどまるが，低年齢であるほど症状が重症化しやすく，気管支炎や肺炎に進行する．
- インフルエンザウイルス：A型とB型がある．感染すると急性に高熱が出現，39℃以上の高熱が平均3日持続し，5～7日の経過で軽快に向かう．発症早期の発熱，悪寒，頭痛，全身倦怠感，筋肉痛，関節痛が特徴的な主な症状である．

> **ココがポイント！** かぜ症候群は，予防が第一！

検査と診断

- かぜ症候群は症状と診察で確定診断し,通常検査は行わない.
- RSウイルス,インフルエンザウイルスは迅速検査が可能.検体は鼻腔吸引か鼻腔ぬぐい液を用いる.RSウイルス検査は鼻腔吸引がよい.インフルエンザウイルス検査は通常,鼻腔ぬぐい液.

注意 検査時に子どもが暴れると粘膜損傷を起こすので注意.

治療

- 合併症がなければ治療は不要.
- インフルエンザは抗ウイルス薬(タミフル®など)があり,適応を考えて慎重投与.
- 中耳炎や肺炎などの細菌感染合併がある場合は,必要に応じて抗菌薬治療.
- 発熱,鼻汁,咳嗽などの不快な症状に対しては適宜治療を行うが,多くの親は「発熱は脳障害を引き起こす」「咳や鼻汁は止めなければいけない」と誤った観念をもっているので,以下の指導を行い,不安の軽減を図る.
  - 咳は異物を気道から体外に排除するための大切な自己防衛反応である.
  - 鼻汁も異物を体外に排除する自己防衛反応であり,出させてそれを除去することが重要である.
  - 発熱は異物の増殖を抑えるための自発的な免疫反応で,熱そのものが脳障害を引き起こすことはない.

合併症

- 気道粘膜のバリア機能を弱めるため,時として中耳炎や気管支炎,肺炎などの二次性細菌感染を合併する.
- **RSウイルス感染**:乳児は細気管支炎や肺炎が高率で合併する.新生児は無呼吸の合併に注意が必要.早産児や心臓や肺に基礎疾患をもつ乳児では致死的となることがある.
- **インフルエンザ感染**:子どもの2〜5%に熱性痙攣が合併する.インフルエンザ脳症は死亡率が30%に及ぶ最重症合併症.肺炎合併にも注意が必要.

ココがポイント! 予防では手洗い徹底が最重要.うつらない,うつさない!

■呼吸器疾患
気管支炎・肺炎

病態
- ウイルスや細菌による呼吸器感染のうち,気管支・肺胞＊まで炎症が及んだ状態が,気管支炎・肺炎である.
- 子どもの気管支炎・肺炎は,もともと気管支が細く,呼吸筋の働きや痰を出す力が弱いため,呼吸困難の進行が早いことが特徴である.
- **気管支炎**：気管支粘膜の炎症により,痰が溜まり,空気の通り道が細くなること（気管支狭窄）が症状の主体である.主に息を吐き出すときにゼーゼー,ヒューヒューという音が聞こえる.原因の大部分はウイルス（p.120,表1参照）.

■表1　肺炎の原因

診断	主な原因	経過	治療
ウイルス性肺炎	●RSウイルス ●その他,多くのウイルス	●上気道炎や気管支炎から進行することが多い	●支持療法
細菌性肺炎	●肺炎球菌 ●インフルエンザ菌など	●子どもではウイルス性気管支炎・肺炎に二次的に合併することが多い.急に起こることもある（原発性） ●ウイルス性肺炎に比べて高熱で全身状態が悪いことが多い	●抗菌薬 ●支持療法
肺結核	●結核菌	●長引く咳嗽,家族歴が重要	●抗結核薬
マイコプラズマ肺炎	●マイコプラズマ	●咳の経過が長いことが多い ●発熱の程度は多様だが,一般的に全身状態が良いことが多い	●抗菌薬（マクロライド） ●支持療法

> **ココがポイント！** 子どもは呼吸筋の働きや痰を出す力が弱い.支持療法が重要！

＊下気道は気管支から始まり,それが枝分かれして細気管支になり,最後は肺胞となる.肺胞は,酸素を血液中に取り込む場所であり,肺は無数の肺胞の集まりでできている.

122　6 疾患

病態
- **細気管支炎**：特に気管支狭窄症状，呼吸困難が強い．原因の大部分はRSウイルス．
- **肺炎**：肺胞の炎症により，肺胞に痰が溜まり，酸素の取り込みができないことが症状の主体である．呼吸が速くなり，呼吸困難，時に低酸素を伴う．原因は多様（**表1**）．

検査と診断
- **胸部X線**：肺炎を起こすと炎症部位が白く見える．
- **血液検査**：白血球数，炎症反応（CRP）など．
- **細菌培養**：痰や鼻汁，血液から病原体を調べる．

治療
- 主に細菌性肺炎に対する抗菌薬治療と，症状にあわせた支持療法が行われる（**表2**）．

■表2 気管支炎・肺炎の治療

治療		適応	注意点
抗菌薬		細菌性肺炎	病原体にあわせて選択
支持療法	酸素吸入	呼吸困難，低酸素	
	加湿	痰が固い	冬場の病棟は特に乾燥に注意
	分泌物の吸引	分泌物を出す力が弱く呼吸困難を伴う	乳児は特に分泌物排泄力が弱い
	気管支拡張剤吸入	気管支狭窄（ゼーゼー）	心拍数増加，手の震えなどの副作用に注意
	理学療法（体位変換，バイブレーション，タッピング）	痰が多い，自分で動けないなど	無気肺予防が重要
	点滴	経口困難	乳児は哺乳力が低下しやすい

合併症
- 無気肺．
- 細菌性肺炎では，まれに肺膿瘍，膿胸を合併．

呼吸器疾患

●かぜ症候群／気管支炎・肺炎

●看護のポイント

観察事項	観察のポイント
● バイタルサイン 　● 呼吸状態 　● 気道症状	● 多呼吸 ● 努力呼吸（陥没呼吸，鼻翼呼吸，肩呼吸，シーソー呼吸，呻吟） ● 喘鳴 ● 気道分泌物の性状・量
● 発熱	● 熱型 ● 発熱の持続期間
● 食事摂取量 ● 水分摂取量	● 食事摂取の様子
● 遊びの様子 ● 表情	● 普段の様子との違い ● 活動性の低下 ● 乏しい表情

注意	● 気道感染症は，幼少期に最も多くみられる病気の一つである． ● RSウイルス感染症は，1歳以下の乳児では重症化しやすい．

考えられること	対応
● 酸素化の低下による呼吸数の増加 ● 呼吸障害の進行による，呼吸窮迫症状もしくは呼吸不全状態 ● 気道分泌の亢進による気道狭窄・閉塞症状により呼吸不全を増長させる可能性がある	● マスク，カニューレ，あるいは酸素ボックスを使用しての酸素投与 ● 体位ドレナージ，呼吸理学療法で排痰を促す ● 気管支拡張剤や去痰剤の気管内吸入処置 ● 適切な気道浄化のための吸引，咳嗽支援
● ウイルス感染，細菌感染による気道感染症では発熱を伴うことが多い ● 発熱による酸素消費量の増大	● クーリング ● 解熱剤の使用の検討
● 呼吸困難や倦怠感により食事摂取量や飲水量が減少しやすい ● 炎症や呼吸運動の増加により，呼吸に伴う不感蒸泄の増加があり，脱水症状が増悪しやすい	● 食べやすい食事形態に変更する ● こまめに少量ずつ水分摂取を促す
● 呼吸困難や倦怠感により活動性が低下しやすい	● 安静を維持できる環境調整を行う ● 年少時では家族の付き添いがあるとよい．不可能な場合は自宅で常に気に入って使っているものを持参してもらう

呼吸器疾患

■消化器疾患
急性胃腸炎

病態
- ウイルス・細菌感染により引き起こされる嘔吐と下痢を主症状とする（**表1**）.
- 原因は大部分がウイルス性であり（開発途上国では細菌性が多い），そのなかでもロタウイルスとノロウイルスが代表的である.
- **ロタウイルス**：ほかのウイルスにくらべて症状が強く，下痢が長期化しやすい．腸管で糖分やアミノ酸を消化吸収する細胞が障害されるため，回復期にも食後の下痢が遷延することがある．潜伏期間2〜3日.
- **ノロウイルス**：感染初期の強い嘔気が特徴．ウイルスは下痢と嘔吐物に多量に排泄される．ウイルスは自然環境のなかで1か月以上も感染力を保つ．主な感染経路は，手洗い不十分による糞口感染，集団での飛沫感染である．潜伏期間1〜2日.
- **細菌性腸炎**：細菌が増殖して炎症を起こすため，一般的にウイルス性腸炎より潜伏期間が長い．発熱の程度が強く，腹痛，血便などの粘膜障害が強い（ブドウ球菌は増殖ではなく，菌の出す毒素〈エンテロトキシン〉による症状なので潜伏期間は1〜6時間と例外的に短い）.

■表1　主な病原体と症状

	主な病原体	随伴症状				注意点
		嘔吐	下痢	血便	発熱	
ウイルス性	ロタウイルス	○	◎		△	6か月〜2歳に多い
	ノロウイルス	◎	○		△	アルコール消毒無効
	アデノウイルス		◎		○	下痢が強いタイプあり
	エンテロウイルス		○		○	いわゆる夏かぜウイルス
細菌性	カンピロバクター		○	○	○	主感染源は鶏肉．春夏多い．半数に血便
	サルモネラ		○	○	◎	症状多彩．主感染源は鶏肉，牛肉，生卵
	病原性大腸菌	△	○	△	△	便検査を行う場合は，腸管出血性大腸菌（EHEC，代表はO-157）に注意が必要
	ブドウ球菌	○	△			潜伏期間は短い．発熱は伴わないことが多い

検査と診断

- 問診，診察による臨床診断が主．
- 感染管理や病原体特定が重要である場合は，便検査を行う．ロタウイルス，アデノウイルスは抗原検査が普及しており迅速診断が可能．細菌は培養検査を行う．

治療

- **飲水中止**：嘔吐症状初期で脱水の進行がない場合，嘔気が強ければ数時間水分摂取を中止する．症状安定をみて経口補水療法を少量から開始．
- **経口補水療法**：嘔吐が強くない場合，脱水の程度が軽い場合．糖分と塩分を含んでいるものを使用することが重要．
- **点滴療法**：嘔吐が強い場合，脱水の進行を認める場合．
- **制吐剤**：嘔気が強い場合に使用することがある．
- **抗菌薬**：ウイルス性には不要．細菌性には必要により使用．
- **感染予防**：二次感染を予防するため，家族に手洗いの徹底を指導．併せて，嘔吐や下痢は異物を体外に排泄するための生理的防衛反応であることを説明する．

合併症

- 腸重積や虫垂炎が合併することもある．嘔吐や腹痛の程度が強い，点滴しても改善がないなど経過が普通と違う場合は，胃腸炎以外の病気が隠れている可能性があり，医師の診察が必要．
- ウイルス性胃腸炎では，痙攣を反復することがある．
- 腸管出血性大腸菌（O-157）感染では，腎障害や中枢神経症状を伴う溶血性尿毒症症候群（HUS）が知られている．

薬剤

- **抗菌薬**：二次的に下痢を悪化させることもあるので，必要な場合のみ使用．
- **制吐剤**：フラフラする，震えなどの副作用（錐体外路症状）が出やすいので特に乳児は慎重投与．

ココがポイント！
- 一に手洗い，二に手洗い！
- 嘔吐は甘くみるべからず．「胃腸炎」でない場合がある！

●急性胃腸炎

●看護のポイント

観察事項	観察のポイント
● 下痢・嘔吐の程度とそれに伴う症状 ● 脱水症状 ● 末梢循環の評価 ● 尿の性状と量	● 胃腸症状の発現はいつか ● 嘔吐・下痢の回数 ● 電解質異常 ● 痙攣発作 ● 顔色不良 ● 活気や意識レベルの低下 ● 不機嫌・活動性の低下 ● 末梢冷感の有無 ● 尿の濃度 ● 尿の回数
● 便の性状と頻度 ● 腹痛	● 白っぽく,酸臭のある便 ● 長く続く下痢 ● 血便
● スキントラブルの有無	● 臀部・肛門周囲の皮膚の発赤やびらんの有無
● 集団感染	● 家族・同胞の胃腸症状の有無 ● 周囲での胃腸炎の流行

> **注意**
> - 子どもの急性胃腸炎はウイルス性のものが多い．
> - 脱水症状が進むことで，痙攣などの症状を起こすことがある．
> - 輸液や経口補水療法により脱水の改善を図る．

考えられること	対応
● 重炭酸イオンの喪失によりアシドーシスが進行する（下痢） ● 電解質異常により無熱性の痙攣発作を起こすことがある ● 食事が長時間摂れていないことにより乳幼児では低血糖症状を示すことがある ● 脱水症状に伴う脱力感・気分不快や強い胃腸症状による不快・苦痛があると活動が制限されたり，不機嫌，不安・不穏がみられることがある ● 脱水症状の進行による末梢循環不全や排尿量の減少	● 輸液療法による水分・電解質の補充療法もしくは経口補水液の少量頻回摂取
● ロタウイルス感染による胃腸炎に特徴的な便．ウイルス性胃腸炎を契機に，乳児難治性腸炎に移行する場合もある ● 多くの胃腸炎では，腹痛や気分不快を伴う	● 下痢が長期間続く場合や，入院観察になった場合は，便の培養検査やウイルス検査に検体を提出する ● 楽な姿勢となるよう援助する
● 消化液を多く含む便が頻回に排泄されることによる皮膚障害	● 頻回なおむつ交換，保清 ● 便汚染から防護するため撥水性のある軟膏の塗布
● ウイルス性胃腸炎では，吐物・排泄物に多量のウイルスが含まれており，周囲への感染力が強い	● 吐物・便に触れるときは手袋，ガウン着用とし，おむつはビニル袋を利用して密閉して廃棄する ● 衣類・機材などの消毒は次亜塩素酸ナトリウムを使用する ● 家族にも吐物や便の取り扱いについて指導する

消化器疾患

■消化器疾患
腸重積症

病態
- 遠位の腸管内に近位の腸管が入り込み，嵌入腸管の血行障害を生じる．多くは回腸が盲腸の中に入り込む．
- 特発性腸重積症は生後6〜10か月頃に多く，かぜ症状が先行することが多い．
- ポリープ，メッケル憩室などの器質病変を先進部として二次性に腸重積が起こることもある．二次性腸重積症は年長児や反復例に多い．

注意 放置すれば腸管穿孔や敗血症性ショックの危険がある．
症状 間欠的な痛みによる啼泣（甲高い声で泣く），重積腸管粘膜のうっ血による粘血便（イチゴジャム様），嘔吐．

検査と診断
- **触診**：腹部腫瘤（重積した腸管を触れている）．
- **腹部超音波検査**：ターゲットサイン（同心円状の腫瘤像）．
- **注腸造影検査**：先進部のカニ爪様陰影欠損所見．

●看護のポイント

観察事項	観察のポイント
● 間欠的な痛み ● 嘔吐 ● 便 ● バイタルサイン	● 間欠的な啼泣・動作 ● イチゴジャム様の粘血便 ● 腹部腫瘤の有無 ● 症状発現からの時間
《非観血的整復後》 ● 便 ● 腹部膨満の有無 ● バイタルサイン ● 再発徴候の有無	● 便性（血便の有無など） ● 機嫌 ● 食事開始後の腹痛・嘔吐
《観血的整復後》 ● 術後の創部の状態 ● 疼痛 ● 腸蠕動の有無	● 創部の発赤・腫張・熱感・疼痛・滲出液・出血の有無 ● 創部痛の程度 ● 腸蠕動音の観察

検査と診断
- 非観血的整復後は，メッケル憩室シンチグラフィや小腸造影検査を行う．
- 先進部の器質病変の検索が行われることもある．

治療
- 注腸（空気または造影剤）による整復（非観血的）．
- [注意] 整復直後の再発に注意する（症状や便の所見を観察）．
- 開腹手術による整復（観血的）．
  - [適応] ●イレウス症状のある症例 ●発症から24時間以上経過している症例 ●非観血的整復ができない症例

合併症
- **重積部腸管の壊死，穿孔**：汎発性腹膜炎．
- **腸重積症の再発**：一般に特発性腸重積症の再発は少ない．

薬剤
- 十分な輸液．

> **ココがポイント！** 腸重積症は乳児期に頻度の高い急性腹症！

> **注意** 経口摂取は，整復後翌日から開始になる．術後でも腸蠕動が確認されれば，早期に開始になる．嘔吐，腹部膨満の出現に注意する．

考えられること	対応
●症状発現からの時間により腸穿孔のリスクが考えられる	●確実な輸液 ●禁食 ●急性腹症の観察
●造影剤の影響により，下痢になることがある ●血便がみられれば，再発が考えられる	●頻回な観察 ●スキンケア
●創部離開 ●創感染	●ガーゼ交換時の創部の観察 ●早期離床を促す

消化器疾患

■消化器疾患
急性虫垂炎

病態
- 虫垂に生じた化膿性炎症(グラム陰性桿菌,嫌気性菌など).
- 炎症は粘膜側から漿膜側へ進行する(病期分類:カタル性→化膿性〈蜂巣織性〉→壊疽性→穿孔性).
- 糞石などによる虫垂内腔の閉塞が発症要因と考えられている.
- 穿孔性虫垂炎は虫垂周囲に膿瘍を形成して限局化する場合と,汎発性腹膜炎となる場合がある.特に後者は重症感染症として注意が必要.
- 術前や術後に骨盤腔内に膿瘍を形成することがあり,下痢や膀胱刺激症状がみられる.

検査と診断
- **身体所見**:腹膜刺激症状,**血液検査**:白血球数,CRP,**腹部単純X線・CT**　**腹部超音波検査**
- 診断が未確定の場合は,抗菌薬を使用しないで経過をみてから手術の適応を決める場合が多い.

●看護のポイント

観察事項	観察のポイント
● 疼痛 ● 嘔気 ● 腹部症状 ● バイタルサイン	● 疼痛部位:マックバーネ圧痛点(右下腹部),ランツ圧痛点 ● 疼痛の程度 ● 腹膜刺激症状の有無
《緊急手術時》 ● 精神状態	● 手術への子ども,家族の理解度 ● 医師からの説明内容
《手術後》 ● バイタルサイン ● 創部 ● 疼痛 ● ドレーン挿入部 ● 胃管 ● 腹部症状	● 熱型に注意する ● 創部の発赤・腫張・熱感・疼痛・滲出液の有無,創部痛の程度 ● ドレーン排液の性状 ● 胃管の性状・固定状況 ● 腸蠕動,排ガス,空腹感の有無

治療
- 虫垂切除術(開腹手術,腹腔鏡下手術)が原則.
- 腹腔内ドレナージ:術後ドレーンの管理.
- 汎発性腹膜炎に対する抗感染治療.
- delayed appendectomy:強力な抗菌薬治療により,いったん虫垂の炎症を沈静化し退院としてから数か月後に虫垂を切除する方法.

合併症
- 創の感染・離開
- ケロイド瘢痕
- 腸瘻形成
- 腹腔内遺残膿瘍:術後1週間前後より発症
- 術後癒着性腸閉塞 など

薬剤
- **抗菌薬の使用**:セフェム系,アミノグリコシド系,カルバペネム系,クリンダマイシン系など.
- **適切な輸液**:水分・電解質失調の補正.
- **術後疼痛管理**:麻薬,鎮痛薬など.

> **ココがポイント!** 急性虫垂炎は学童以降の子どもに最も頻度の高い急性腹症である!

注意
- 緊急手術であることが多いため,子どもや家族の手術に対する不安を緩和するように援助する.
- 虫垂炎の程度,穿孔の有無,麻酔方法について確認する.

考えられること	対応
● 炎症の悪化・穿孔	● 頻回に観察を行い,症状を見逃さない
● 不安	● 子どもまたは家族の理解度を確認しながら,説明を行う
● 創感染 ● 腸蠕動の回復状況 ● 固定不足による事故抜去 ● 創部痛による体動制限 ● 穿孔例では感染のコントロールが難しく,創部の治癒に時間がかかることがある	● ガーゼ交換時の創部の観察 ● 胃管の必要性の説明と固定状況を確認する ● 早期離床を促す

■消化器疾患
口唇・口蓋裂

病態
- 日本人において口唇裂は約500人に1人,口蓋裂は約1,000人に1人の割合で発症.詳しい発生機序は不明である.
- 口唇・口蓋裂はそれぞれ単独で発症することもあるが,顎裂(歯槽の不連続)も含め,合併して発症する場合が多い.
- 裂の程度や部位で分類(片側,両側,完全,不完全など)される.

診断
- **視診**:通常の診察(視診)で診断は確定する.
- **触診**:口腔内を触診して口蓋裂の診断を行うこともある.

治療
- **口唇形成術**:体重5~6kg,生後2~3か月頃に行われる.術前より口唇外鼻の矯正を行う場合もある.
- **口蓋形成術**:体重9kg,1歳2~6か月頃に行われる.術前哺乳不良の場合,補助のための口蓋床を使用する場合があり,これは顎堤の矯正にもなる.
- 両側の場合や,他の合併疾患を有する場合は手術時期を遅らせることがある.
- 口唇・口蓋裂は他にも顎裂骨移植や口唇外鼻修正術,歯科矯

●看護のポイント

観察事項	観察のポイント
● 口唇・口蓋裂の程度	● 哺乳量・哺乳力 ● 体重 ● 口腔・鼻腔の分泌物の性状 ● 指しゃぶり ● 耳の聞こえ
《手術後》 ● バイタルサイン ● 食事摂取量 ● 安静状況	● 口腔・鼻腔の分泌物の性状 ● 凝血塊・呼吸状態(誤嚥の有無) ● 発熱 ● 体重 ● 胃残・満足度 ● シリンジ,スプーンによる哺乳量,哺乳力の程度,むせの有無(口蓋裂の場合) ● 創部に手が届かないか ● 指しゃぶり,おしゃぶり禁止

治療

正，言語訓練など，手術や治療が複数回，複数科で長期にわたるため，チーム医療が重要となる（**図1**）．

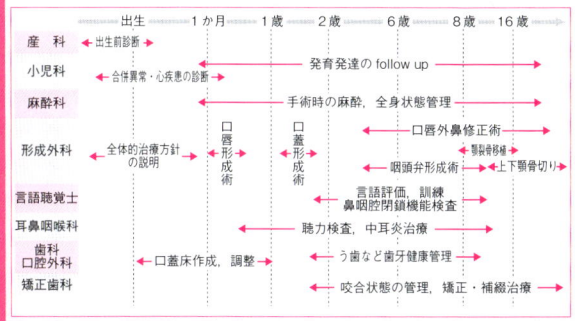

■図1 口唇・口蓋裂の治療体系

合併症
- 心疾患，ダウン症候群，アペルト症候群，第一・第二鰓弓症候群，ピエール・ロバン症候群など．

ココがポイント！ 整容的，機能的（言語など）な治療成績は向上している．家族への精神的サポートも大切！

注意
- 術後3週間はおしゃぶり，ストロー，乳首禁止となる．自宅での上肢抑制方法を入院中から検討．家族には創部の包帯交換指導，食事指導を行う．
- 子どもは口腔内の不快感・食事内容制限・肘関節固定への強い不満があるため，ストレスの緩和に努める．

考えられること	対応
● 食事摂取量の減少により体重増加不良を招く ● 滲出性中耳炎を起こしやすい	● 口蓋裂用乳首を使用する ● 術後の肘関節固定対策 ● 口蓋床の使用状況
● 創感染 ● 誤嚥 ● 食事摂取量の減少により体重増加不良を招く ● 創部の離開	● 創感染の早期発見に努める ● 術後3～4日は経鼻栄養チューブによる注入．抜去後は，創部を避けてスプーンなどで摂取を行う（口蓋裂の場合） ● 子どものペースに合わせて効率よく摂取できるようにする ● 創部の安静を保つため肘関節帯（p.94参照）を着用する

消化器疾患

循環器疾患
先天性心疾患

病態

- 心臓の形成に影響を与える因子(染色体異常,単一の遺伝子異常,多因子遺伝,環境因子など)が先天性心疾患の発生原因となる.
- 解剖学的異常に伴う血行異常によって以下の疾患群に大別される.

①**左右短絡群**:体循環系から肺循環系への異常血流により,心腔の負荷,肺血流の増加が生じ,程度によって呼吸障害,多汗,末梢冷感などの心不全症状,発育不良を呈する.

　例 心室中隔欠損症(図1),心内膜床欠損症,動脈管開存症など.

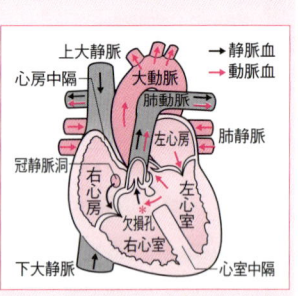

■図1 左右短絡群:心室中隔欠損症
心室中隔欠損(*)を介して左心室から右心室へと動脈血が流入する.このため肺血流が増加,左心房・心室の負荷が生じる.程度が重いと呼吸障害,多汗などの心不全症状をきたす.

②**右左短絡群**:肺循環系から体循環系への異常血流により,肺血流量が減少するため,低酸素血症(所見としてはチアノーゼ)が生じ,易疲労性,発育不良を呈する.

　例 ファロー四徴症(図2)など.ファロー四徴症では発作的な肺血流量減少により高度の低酸素血症をきたす病態(=無酸素発作)がみられる.

③**並列循環群**:肺循環と体循

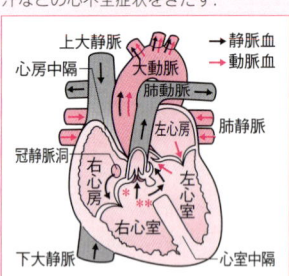

■図2 右左短絡群:ファロー四徴症
肺動脈弁下狭窄(*)のため肺動脈への血流が妨げられ,肺血流が減少する.これとともに心室中隔欠損(**)を介して右心室から静脈血が混入する.このため大動脈には酸素の少ない血が流れ,チアノーゼをきたす.

> **ココが ポイント!** ほとんどの先天性心疾患は手術などで治療可能である.常に前向きに子どもと接していこう!

病態

環が独立し,その間の交通によってのみ酸素化が維持されるため,新生児期に高度のチアノーゼが生じる.

　例　大血管転位症.

④**単心室群**:単一の心室によって体肺循環系が維持されている.

⑤**弁機能異常群**:心腔内の弁の狭窄,逆流によって心負荷が生じるもの.

　例　肺動脈弁狭窄,大動脈弁狭窄など.

検査と診断

- **心エコー**:解剖学的異常とそれに伴う血流の異常を検出し,病型を診断する.また,弁や血管の狭窄・逆流,心拡大や心機能の程度によって重症度を評価する.
- **胸部X線**:心拡大の有無や程度により左右心室の負荷を評価し,肺野の所見から肺血流量の増加・減少を評価する.
- **心電図**:心室・心房負荷の程度,不整脈を評価する.
- **心カテーテル検査**:心腔内や血管内の血圧,血液酸素飽和度の測定,造影検査を行い,解剖学的診断や機能的診断を行う.

治療

- **内科治療**
  - 心不全症状:薬物治療(利尿薬,強心薬,血管拡張薬,β遮断薬),食事療法(塩分,水分制限),安静管理(鎮静薬を時に併用)を行う.
  - ファロー四徴症:無酸素発作の予防にβ遮断薬,鎮静薬の投与を行う.
  - その他:高度のチアノーゼや肺高血圧症には在宅酸素療法を行う.
- **外科治療**:手術が可能な場合,解剖学的異常に対する修復を行う(一期的または段階的心内修復手術).解剖学的に修復が困難な場合は,肺血流量の調節を目的とした姑息的手術(肺血流減少には体肺短絡手術,肺血流増加には肺動脈絞扼術),Fontan型手術(フォンタン)(単心室疾患に対して)を行う.不整脈疾患へは,症例によってはペースメーカー留置を行う.
- **カテーテル治療**:動脈管開存症や心房中隔欠損症には特殊なデバイス留置による治療,弁狭窄や血管系の狭窄には経皮的バルーン拡張術を行う場合がある.

合併症

- **内科合併症**:肺血流量が増加する疾患では肺高血圧症を合併する場合があり,病態によって不可逆的になる(アイゼンメンゲル化).チアノーゼを伴う疾患では,脳膿瘍をはじめと

合併症

する全身感染，血栓塞栓による梗塞，腎障害，血液系異常などの合併症が起こりうる．先天性心疾患の大多数は感染性心内膜炎を合併するリスクを有する．

- **術後合併症**：房室ブロックなどの不整脈，動脈管開存症や体肺短絡手術後の反回神経麻痺，横隔神経麻痺，縦隔炎などの創部感染症，乳糜胸水など．

薬剤

- **心不全に対する治療薬**
  - 利尿薬：うっ血症状に対して使用．過量による脱水症状に注意する．
  - ACE阻害薬，ARB：心不全に対して使用．低血圧，咳嗽の惹起，血管浮腫に注意する．
  - β遮断薬：主として慢性心不全に使用．
  - ジゴキシン：心不全に対して使用．中毒症状として嘔吐，下痢がみられることがある．重篤な不整脈を合併する危険がある．
  - カテコラミン：急性心不全に対して静脈内持続投与で使用．不整脈の誘発に注意する．
- **動脈管を開存させる薬剤**：プロスタグランジンE_1．新生児期で動脈管が閉鎖し肺血流や体血流が保てない病態（肺動脈閉鎖症や左心低形成症候群など）に対して使用．無呼吸発作を起こすので注意する．
- **不整脈に対する治療薬**：多くの抗不整脈薬がある．不整脈の悪化，血圧低下，心不全症状の悪化に注意する．

■循環器疾患
川崎病

病態
- 乳幼児に多くみられる原因不明の疾患，年間約1万人の発症があり，4歳以下が80％を占める．
- 全身の中小動脈の血管炎が病態の特徴である．

検査と診断
- 表1の診断基準を満たせば川崎病と診断される．
- BCGの接種跡が発赤することも多い．
- 白血球（好中球），炎症反応の増加，肝機能障害，貧血，低アルブミン血症，低ナトリウム血症など．
- 心エコー：冠動脈の拡張，心嚢液の貯留，不整脈など．

■表1　川崎病の診断基準（「川崎病診断の手引き」より一部改変）

主要症状
1．5日以上続く発熱（ただし，治療により5日未満で解熱した場合も含む）
2．両側眼球結膜の充血
3．口唇，口腔所見：口唇の紅潮，イチゴ舌，口腔咽頭粘膜のびまん性発赤
4．不定形発疹（どのような発疹でもよいということ）
5．四肢末端の変化 （急性期）手足の硬性浮腫，掌蹠ないしは指趾先端の紅斑 （回復期）指先からの膜様落屑
6．急性期における非化膿性頸部リンパ節腫脹

- 6つの主要症状のうち5つ以上の症状を伴うものを川崎病とする．
- 6つのうち4つの症状しかなくても，冠動脈病変が確認され，他の疾患が除外されれば川崎病と診断できる．

治療
- アスピリン経口投与とγグロブリン大量投与が基本．
- 重症例・再燃例：γグロブリン再投与，ウリナスタチン，ステロイドなどの投与．

合併症
- 冠動脈変化は急性期には7〜8％にみられ，後遺症として冠動脈瘤をきたす可能性がある．
- 心筋炎，弁膜症，胆嚢炎，中耳炎などを合併することもある．
- 心合併症があると予後に大きく影響．死亡率は0.1％以下．

薬剤
- 肝機能障害（GOT 200以上）があるときは，アスピリンではなくフロベン®の使用も考慮．
- γグロブリンは血液製剤であり，アナフィラキシーや無菌性髄膜炎を生じる可能性があり，投与開始後は十分に観察する．

> **ココがポイント！** 不整脈や心筋炎，血液製剤に対するアレルギーの可能性があり，急性期の観察がとても重要！

●先天性心疾患

●看護のポイント

観察事項	観察のポイント
《心不全症状》 ● バイタルサイン	● 心拍数, リズム, 脈の触れ方（強弱, 立ち上がり） ● ギャロップ音の有無 ● 顔色, 口鼻周囲の色 ● 末梢循環：温度, 色, 湿潤の有無
● 呼吸状態	● 呼吸促迫, 努力呼吸の有無 ● 呼吸音, 喘鳴・湿性咳嗽の有無 ● 呼吸器感染症の反復の有無
● 心電図 ● 排泄量	● 不整脈の有無, 種類 ● 尿量, 摂取量に対する割合（in・outバランス）, 体重に対する割合（mL/kg/時）, 色調, 尿比重, 血中の電解質
● 成長状態	● 栄養の摂取状況, 栄養状態, 体重増加の程度
● 肺高血圧症状 　● 肺血流量増加群 　● 非チアノーゼ疾患	● 心不全症状における観察事項 　● 血圧・脈圧 　● 心拍数 　● 酸素飽和度 　● 意識レベル
● チアノーゼ 　● 肺血流量減少群 　● チアノーゼ疾患 ● 無酸素発作（anoxic spell）	● 心不全症状における観察事項 　● 顔色, 口唇色, 爪床色 　● 呼吸状態 　● 意識状態（無酸素発作時）

> **注意**
> - 先天性心疾患の子ども,特に幼少の子どもを看護するときは,子ども一人ひとりがどの程度の運動(生活動作)の負荷に耐えられるのか的確に判断することが重要.
> - 心臓の奇形の複雑さと運動負荷の能力は比例するとは限らない.

考えられること	対応
● 肺静脈のうっ血,肺毛細血管圧の上昇,肺胞や間質,細気管支への体液滲出による呼吸困難が起こる ● 呼吸数が増加することにより疲労と代謝性要求が増大し栄養の摂取困難や不足から体重増加不良を起こす ● 末梢循環が減少することにより四肢冷感と脈圧の減少がみられる ● 尿量の減少や利尿薬の使用などから血中電解質に異常を認める場合がある	● モニタリング ● 酸素投与 ● 安静 ● 水分摂取量の制限 ● 消化吸収のよい食事を与える ● ジゴキシン,利尿薬の投与 ● 寒冷障害の予防(手袋,くつ下,掛け物で調節)
● 肺の血流量が増加し,肺血管抵抗が上昇するために起こる ● 肺血管抵抗が高い状態が長期間続くと体血管と逆転し右-左短絡(シャント)となり,チアノーゼが出現する(アイゼンメンゲル症候群).	● モニタリング ● 気道の確保 ● 血管拡張薬の投与 ● 食事,吸引,啼泣時など刺激が加わった際に起こりやすいため,刺激を最小限に抑えることが必要
● 動脈血中の還元ヘモグロビンが5g/dL以上に増加したことにより起こる	● 安静 ● 酸素投与 ● 無酸素発作は,激しい啼泣時,排便時,食後などに起こりやすいため,これらをコントロールする工夫が必要

循環器疾患

●川崎病

●看護のポイント

観察事項	観察のポイント
● バイタルサイン	● 熱型(弛張熱であることが多い) ● 心電図
● 目の症状 ● 皮膚の状態	● 両側の眼球結膜の充血の程度 ● 滲出液の有無 ● 発疹の出現時期,形状,色調,変化
● 咽頭,口腔内の状態	● 咽頭,口唇粘膜の発赤・腫脹 ● 舌の状態 ● 浮腫の部位,固さ
● 心電図	
● 家族の不安	● 家族の言動 ● 家族への説明・理解

注意	・十分な治療を行った場合と行わなかった場合の致死率は10倍の差がある. ・治療は薬物療法が選択されるため,いかに正確に確実に,γグロブリンを静脈投与し,アスピリンを内服させるかが重要である.

考えられること	対応
・原因は不明であるが免疫反応の異常と考えられる	・経過観察:治療を早期に開始することが疾患の治癒への過程,予後に大きく影響する.熱型の観察と記録,その他,発疹の状態とその変化の過程を詳細に観察し記録する ・治療薬の確実な投与:治療で使用されるγグロブリン,アスピリンを確実に投与する.アスピリンの内服は最低でも8週間継続するため,内服の方法を工夫するなど,確実に内服できるよう援助する ・安静:エネルギーの消耗を最低限に抑えるために不必要な活動や不機嫌を抑える ・必要水分量の確保:高熱による水分喪失や口唇,口腔粘膜の異常により経口水分が入りづらく脱水になりやすいため,飲み物の温度,種類に注意する.必要水分量を経口で確保できない場合は補液を行う ・皮膚の落屑を無理にはがさないよう指導する
・発熱から1〜2日目以内に起こる ・5日以内に多形成,紅斑性,斑状発疹が主として体幹一面に発現し,特に会陰部では症状が増強する ・3〜5日目に手掌や足底に紅斑や赤紫色の変化,硬性浮腫が現れる ・10日目頃から爪周囲,手掌,足底の落屑が始まる	
・咽頭の充血,口唇の発赤・乾燥・亀裂,イチゴ舌など,粘膜の変化がある ・圧痛のある非化膿性のリンパ節の腫脹は約50%に出現する	
・心臓の炎症は10日目頃に拡張と動脈瘤形成を伴う冠動脈の炎症として約5〜20%に起こる	・モニタリングを行い不整脈,電位の変化に注意する
・子どもの不機嫌により,家族の不安が増強しやすい	・家族の不安を傾聴しつつ,症状について繰り返し説明する

循環器疾患

■感染症
麻疹

病態
- パラミクソウイルス科に含まれるエンベロープを有するRNAウイルスの麻疹ウイルスによって発症する.
- 感染経路は空気,飛沫感染.感染期間は発病1~2日前から発疹出現後4~5日後まで.感染力はカタル期が最も強い.
- **機序**:上気道の粘膜上皮細胞で増殖→リンパ球やマクロファージに感染→所属リンパ節に運ばれ増殖→一次ウイルス血症→全身の網内系リンパ組織に拡大→二次ウイルス血症→全身臓器に拡大(皮下の末梢血管炎により発疹が出現).
- **経過・症状(図1)**:潜伏期は10~12日.発熱は二峰性.発熱とともに鼻汁,咳嗽,結膜充血などのカタル症状が出現,発熱は3~4日間持続しいったん解熱.この前後にコプリック斑が出現.

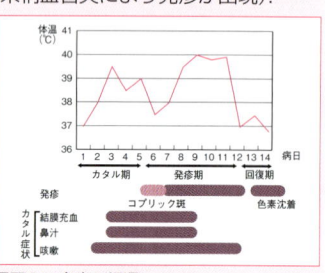

■図1 麻疹の経過

1日後に再発熱し発疹が出現し,カタル症状もさらに増強する.発疹はその後,暗赤色となり色素沈着を残す.通常3~5日間で次第に解熱する.

検査と診断
- 白血球減少,LDHの上昇.CRPは通常陰性.
- 身体所見:①カタル症状,②発疹,③コプリック斑,④二峰性発熱,⑤色素沈着の特徴的症状から診断.
- EIA法でIgM抗体陽性あるいはPHA法,PA法,HI法,NT法,CF法で抗体価の4倍以上の有意な上昇.

治療
- 対症療法.
- 特異的治療薬剤はない.米国では場合によりビタミンA投与.

合併症
- 肺炎・気管支炎(細菌感染が多い),巨細胞性肺炎(免疫不全患者),中耳炎,クループ症候群,心筋炎,脳炎,SSPEなど.

> **ココがポイント!** カタル症状をもつ子ども(高校生も含む)では常にコプリック斑の有無をみることが重要!

■感染症
水痘

病態
- ヘルペスウイルス科α亜科（HHV-3）のDNAウイルスである水痘・帯状疱疹ウイルスで発症する．
- 感染経路は空気，接触感染．感染期間は発疹出現前1〜2日前から発疹が痂皮化するまで．
- 機序：眼球結膜，鼻咽頭に定着→局所で増殖→所属リンパ節に到達後，さらに増殖→一次ウイルス血症→全身の網内系で増殖→二次ウイルス血症→皮膚や呼吸器粘膜に拡大．
- 経過・症状：潜伏期は通常10〜21日であるが，γグロブリンを投与した場合は28日まで延長する．38℃前後の発熱を伴うことが多い．発疹は紅色丘疹で始まり，通常は顔面，頭部，体幹に出現する．6〜24時間で水疱を形成，全身に拡大し頭部や口腔にも出現するが，四肢には少ない．

検査と診断
- 特異的検査所見はない．
- EIAまたはFA法でIgM抗体陽性，あるいはCF法，IAHA法，NT法で抗体価の4倍以上の有意な上昇．
- 水疱底部からの擦過標本を用いた間接FA法も診断に有用．

治療
- 基本的には健常児では対症療法と軟膏のみ．
- 先天性あるいは二次性免疫不全（免疫抑制剤服用小児など），重症化の可能性が高い子どもには抗ウイルス薬の使用を考慮．これにはアスピリン服用，12歳以上，慢性皮膚疾患，慢性肺疾患，ステロイド吸入小児などが含まれる．家族内発症した子どもにも考慮してよい．

合併症
- 皮膚の二次細菌感染，蜂窩織炎，脳炎，ライ症候群（アスピリン使用時）など．

薬剤
- ゾビラックス®20mg/kg/回（×4）5日間．1回最大800mg．
- 免疫不全児ではゾビラックス®点滴で5〜10mg/kg/回（×3）7日間．
- フェノール・亜鉛華リニメント．

> **ココがポイント！** 分娩前4日〜分娩後2日の母体感染は重症の新生児水痘となる（これ以外は通常の経過）！

●麻疹・水痘

●看護のポイント

観察事項	観察のポイント
● 感染源への曝露 ● 集団感染のリスク	● 生活圏での流行の有無 ● 発症者との接触 ● 免疫異常の有無 ● 予防接種歴 ● 発症後の活動状況
《麻疹》 ● カタル期 　● 鼻汁　● 眼脂 　● 咳嗽　● 発熱 ● 発疹期 　● 発熱　● 発疹 　● コプリック斑	● 感冒症状からはじまり、二峰性の発熱がみられる ● 発疹出現前にコプリック斑
《水痘》 ● 発熱 ● 発疹 ● 痛みや痒み	● 皮疹は頭部→体幹→全身に広がり、約1週間で痂皮化 ● 水疱液から接触により伝播
● 入院管理時の感染対策	

注意	● 入院に際しては，感染管理医師（ICD）や感染科の医師へコンサルテーションを行う． ● 個室隔離での闘病生活となるため，子どものストレス緩和など精神的援助を心がける．

考えられること	対応
● 発症初期は感冒症状など非定形的な症状が多く，鑑別は困難である	● 麻疹，水痘の可能性があれば，周囲への拡大防止に努める ● 自宅での安静 ● 外出を控えるよう説明
● 麻疹は，肺炎・気管支炎や脳炎など重篤な合併症を起こすことが多い ● 麻疹罹患後，2〜10年の潜伏期間後に亜急性硬化性全脳炎（SSPE）を発症することがある	● 発症前に予防接種を励行（麻疹は1歳と就学前の2回） ● 発症後は対症療法 ● 基本的には自宅安静だが，ぐったりする，水分が摂れないなどの症状があれば，外来で輸液，あるいは入院管理とする
● 皮疹は痒みを伴う ● 皮疹の搔破により細菌の二次感染を起こすことがある	● 十分な水分補給を行う ● 飲めなければ，輸液管理 ● 水痘の重症例では，アシクロビルの投与 ● 水痘の発疹部位に軟膏塗布，時に瘙痒感に対して薬物療法
	● 入院時には，陰圧個室管理 ● 空気感染予防策 ● 罹患歴がなく，予防接種を受けていない者は入室禁止

感染症

感染症
風疹

病態
- トガウイルス科に含まれるエンベロープを有するRNAウイルスの風疹ウイルスによって発症する.
- 感染経路は飛沫感染. 感染期間は発疹出現前数日から5〜7日後まで.
- **機序**：上気道に侵入→鼻咽頭粘膜上皮細胞や所属リンパ節で増殖→ウイルス血症→全身臓器に拡大.
- **経過・症状（図1）**：潜伏期は16〜18日. 年長児では発疹出現前に微熱や倦怠感, 上気道症状が出現. 発疹は顔面, 耳後部に出現し, すみやかに頭部, 体幹, 四肢に拡大. 薄い小紅斑で癒合せず3日間前後で消退する. リンパ節腫脹は発疹数日前からみられ, 部位は耳介後部, 後頭部, 後頸部に多い.

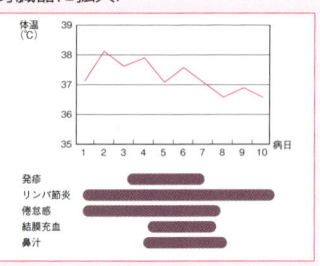

■図1 風疹の経過

検査と診断
- 特異的検査所見はない.
- **確定診断**：EIAまたはFA法でIgM抗体陽性, あるいはHI法で4倍以上の抗体価の有意な上昇.
- 再感染でも先天性風疹症候群を発症することがあるため2つの検査で確認したほうがよい.

治療
- 対症療法.

合併症
- 先天性風疹症候群, 血小板減少性紫斑病, 関節炎, 脳炎, 肝炎, 溶血性貧血など.

薬剤
- 特異的治療薬剤はない.

> **ココがポイント！**
> - 体幹中心の薄い小紅斑と耳介後部のリンパ節腫脹が特徴的症状！
> - 年長児は関節炎を合併しやすい！

感染症
流行性耳下腺炎

病態
- パラミクソウイルス科に含まれるエンベロープを有するRNAウイルスのムンプスウイルスによって発症する.
- 感染経路は飛沫感染. 感染期間は発症2日前〜症状出現後5日後まで.
- **機序**：上気道に侵入→鼻咽頭粘膜上皮細胞や所属リンパ節で増殖→一次ウイルス血症→髄膜, 中枢神経から聴神経を経由して迷路, 各種腺組織（唾液腺や性腺など）, 腎臓, 心筋で増殖→二次ウイルス血症→唾液腺腫脹.
- **経過・症状**：潜伏期は16〜18日. 両側の耳下腺腫脹（図1）が特徴的（3/4）であるが不顕性感染も1/4でみられる. しかし4歳以上ではほとんどが唾液腺腫脹を呈する. 舌下腺や顎下腺腫脹がみられることもある. 10〜15％では顎下腺のみが腫脹する. 高熱になることは通常ない.

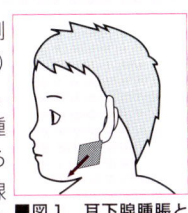

■図1 耳下腺腫脹と伸展方向

検査と診断
- 尿中, 血中アミラーゼの上昇.
- EIA法でIgM抗体陽性（数か月持続したり, 免疫学的二次反応でも検出されることがあるため注意が必要), あるいはCF法, HI法, NT法で抗体価の4倍以上の有意な上昇.
- 髄膜刺激症状のない子どもでも髄液細胞数の上昇が約半数でみられる.

治療
- 対症療法.
- 髄膜刺激症状が強い場合は髄液を排除することもあるが, 実際に行うことは非常に稀.

合併症
- 無菌性髄膜炎, 脳炎, 難聴, 膵臓炎, 睾丸炎, 卵巣炎, 乳腺炎など.

薬剤
- 特異的治療薬剤はない.

> **ココがポイント！** 耳下腺が腫脹するのはムンプスウイルスによる流行性耳下腺炎だけではない！

●風疹・流行性耳下腺炎

●看護のポイント

観察事項	観察のポイント
● 感染源への曝露 ● 集団感染のリスク	● 生活圏での流行の有無 ● 発症者との接触 ● 免疫異常の有無 ● 予防接種歴 ● 発症後の活動状況
《風疹》 ● 発熱・上気道症状 ● リンパ節腫脹 ● 発疹 ● 発症からの経過	● 発熱,上気道症状にはじまる ● 耳介後部,頸部リンパ節腫脹 ● 淡紅色の斑状丘疹 ● 3日程度で消退
《流行性耳下腺炎》 ● 発熱 ● 唾液腺炎 ● 髄膜刺激症状 ● 検査結果	● 耳下腺の腫脹・程度 ● 痛みの有無・場所・程度 ● 食事摂取量 ● 頭痛・嘔気・嘔吐 ● 尿中・血中アミラーゼ上昇
● 入院管理時の感染対策	

注意	・入院に際しては,感染管理医師(ICD)や感染科の医師へコンサルテーションを行う. ・個室・カーテンで遮断された隔離での闘病生活となるため,子どものストレス緩和など精神的援助を心がける.

考えられること	対応
・発症初期は感冒症状など非定形的な症状が多く,鑑別は困難である	・風疹,流行性耳下腺炎の可能性があれば,周囲への拡大防止に努める ・自宅での安静 ・外出を控えるよう説明
・妊娠初期に風疹に罹患することで胎児が先天性風疹症候群となることがある	・発症前に予防摂取(風疹・麻疹〈MR〉ワクチン)を励行 ・接触後72時間以内にワクチンを接種 ・発症後は対症療法
・最も頻度の高い合併症は,無菌性髄膜炎である ・痛みによる食事量の減少 ・思春期以降の男性が罹患すると,精巣萎縮を残すことがある ・高度の難聴を残すことがある	・発症後は対症療法(鎮痛薬の使用,冷罨法,輸液療法)
	・個室管理かカーテン隔離 ・飛沫・接触感染予防策 ・罹患歴がなく,予防接種を受けていない者は入室禁止

感染症

免疫・アレルギー
気管支喘息

病態
- 気管支にアレルギー性の慢性炎症が生じ，気道が過敏になっている．そのため，健常児では反応を起こさないような刺激（冷たい空気，激しい運動，気道の感染など）やアレルゲン（ダニやホコリ，食物，花粉などの抗原）の曝露を受けたときに，喘鳴や呼吸困難を生じる．

検査と診断
- **聴診**：呼気時に喘鳴を聴取する．発作が重くなるほど吸気時間と呼気時間の比が大きくなる（呼気のほうが長くなる）．
- **経皮酸素モニター**：発作時はSpO$_2$の値が低下する．
- **肺機能検査**：発作時はフローボリューム曲線が下に凸の閉塞性パターンを示す．
  注意 気道の炎症が続いてリモデリングを起こすと非発作時でも下に凸の閉塞性パターンを示すようになる．
- **血液検査**：抗原特異的IgE抗体が陽性になる場合が多い．

治療
- **急性発作時**：サルブタモール（ベネトリン®）やプロカテロール（メプチン®）などの気管支拡張薬の吸入を行う．数回吸入しても改善しないときは，ステロイド薬の静注・点滴や内服を行い入院を考慮する．発作が重積しているときや大発作が改善しないときには，イソプロテレノール（プロタノール®，アスブール®）の持続吸入を行う．
- **非発作時**：間欠型以外は長期管理薬を毎日服用する．
- ※小児喘息の管理指針として「小児気管支喘息治療・管理ガイドライン2002（2004年改訂版）」がある．

合併症
- 気胸，胸郭変形などをきたすことがある．

薬剤
- **発作治療薬（レリーバー）**
  - 内服：ツロブテロール（ホクナリン®），プロカテロール（メプチン®），テルブタリン（ブリカニール®），クレンブテロール（スピロペント®）
  - 吸入：サルブタモール（ベネトリン®），プロカテロール（メ

> **ココがポイント！** 喘息発作時以外にも気道の慢性炎症がある！

薬剤

プチン®），イソプロテレノール（プロタノール®，アスプール®）

- **長期管理薬**
  - 吸入ステロイド薬：ブデソニド（パルミコート®），フルチカゾン（フルタイド®），ベクロメタゾン（キュバール®）
  - ロイコトリエン受容体拮抗薬：モンテルカスト（シングレア®，キプレス®），プランルカスト（オノン®）
  - 化学伝達物質遊離抑制薬（吸入）：クロモグリク酸（インタール®）
  - Th2抑制薬：スプラタスト（IPD®）
  - 長時間作動性β_2刺激薬：ツロブテロール（ホクナリン®テープ），サルメテロール（セレベント®）
  - ステロイド薬と長時間作動性β_2刺激薬の合剤：フルチカゾン・サルメテロール（アドエア®）

MEMO
テオフィリン徐放製剤の注意点

- **徐放性**：テオフィリン（テオドール®，テオロング®，テオフルマート®など）は，血中濃度が最高値に達するまで3～6時間ほどかかる．したがって，1日2回決められた時間に飲むことで発作を起こしにくくする．すぐに効かないからといって2～3時間以内に追加して飲ませるとあとで中毒量に達して嘔吐や痙攣を生じることもある．決して余分に飲ませてはいけない．
- **乳幼児**：乳幼児にテオフィリンを使用すると痙攣を起こしやすくなる可能性が指摘されている．専門医の指示のもとで慎重に使うべきである．
- **発熱時**：発熱時は，テオフィリンの血中濃度が上昇し副作用が出やすくなる．量を減らしたり中止したりすることが原則．
- **マクロライド系抗生剤との併用**：エリスロマイシンなどのマクロライド系抗生剤との併用時は，テオフィリンの血中濃度が上昇し副作用が出やすくなる．

ココがポイント！ 軽症持続型以上では，発作のないときにも炎症をおさえる治療の継続が必要！

●気管支喘息

●看護のポイント

観察事項	観察のポイント
●喘鳴	●笛声喘鳴（ヒューヒュー）またはゼーゼー，ゼロゼロとした喘鳴があるか ●夜間や早朝に起こりやすい
●咳嗽	●湿性咳嗽か乾性咳嗽か ●咳嗽の強さ・頻度・持続時間
●チアノーゼ ●呼吸困難 　●陥没呼吸 　●起座呼吸 　●多呼吸 　●鼻翼呼吸	●口唇や手指の爪，粘膜の色 ●胸骨上窩・鎖骨上窩・肋間の陥没
●生活の状態	●会話，食事，睡眠時の活動性 ●乳幼児の場合，自覚症状を訴えることができないため，食事（哺乳）の摂取不良，嘔吐，不眠なども観察する
●意識障害の有無・程度	●興奮のしすぎや意識の低下はないか

> **注意**
> - 気管支喘息は長期にわたる疾患である．発作を繰り返さない生活を送ることができるように指導することと，子ども・家族が発作時の対応ができるよう指導することが大切である．
> - 成長発達に応じたセルフケアを子ども自身が実践できるように子ども・家族を支援していくことも重要．

考えられること	対応
● 気管支平滑筋の収縮，気道粘膜の浮腫，気道内分泌物の亢進などにより可逆性の気道閉塞が起きている ● 呼吸不全に至ると減弱または消失するので注意する ● 軽症であれば乾性咳嗽だが，症状が進むと気道内分泌物の増加に伴い湿性咳嗽となる ● 肺の換気不全，ガスの交換不全の進行が予測される ● 症状が進むと日常生活の制限が大きくなる	《発作時》 ● β_2刺激薬の吸入または内服 ● 腹式呼吸 ● 水分の摂取 ● 排痰 ● 酸素吸入 ● テオフィリン薬の点滴 ● ステロイド薬の静脈注射 ● 気管挿管 ● 人工呼吸 《発作回避のための自己管理に向けての指導》 ● 危険因子の回避・環境整備：アレルゲン（ダニ，ペット，ハウスダストなど），大気汚染物質，呼吸器感染症，受動喫煙などからの回避 ● 薬物療法：ステロイド薬，テオフィリン薬，抗アレルギー薬，抗コリン薬 ● 日常生活における管理指導 ● 喘息日誌の記入 ● ピークフロー測定による発作管理 　● 発作時の対処方法

免疫・アレルギー

■免疫・アレルギー
食物アレルギー

病態
- 食物に含まれている蛋白質に免疫細胞が感作を受けると，その食物が体に取り込まれたときに，その食物蛋白を排除しようとして体に有害な反応が起きる．
- 食物アレルギーがない子どもは，吸収された食物蛋白に免疫細胞が感作を受けていないか，感作を受けていても免疫細胞が排除しないような免疫寛容のメカニズムが働いている．
- 食物の消化機能が未発達である乳幼児や免疫寛容のメカニズムが不十分な子どもは食物アレルギーを起こしやすい．

  症状 蕁麻疹，咳，喘鳴，呼吸困難，嘔吐，下痢．重症な場合は，血圧低下，意識消失などのアナフィラキシーショックを起こすこともある．

検査と診断
- **血液検査**：特定の食物に対する特異的IgE抗体が陽性を示す．
- **皮膚試験**：プリックテスト，スクラッチテストなどで陽性を示すことが多い．

  注意 上記の検査で陽性が出ても食物アレルギーがあるとは限らない．

- **経口食物負荷試験**：対象となる食物を食べて体が反応するかどうかで診断が確定する．

治療
- 現在，確実な治療法はないため，症状が出る食物を食べないようにする食物除去を行う．
- 子どもの場合は，半年～数年間，食物除去を行い，半年～1年ごとに検査を行う．成長とともに自然に治る（免疫寛容を獲得する）のを待つ．
- 万が一，間違って食べた場合，アナフィラキシーショックを起こす危険性がある．それを緩和する治療薬としてエピネフリンの自己注射であるエピペン®が発売されている（保険適用外）．

合併症
- 呼吸困難や意識消失などのアナフィラキシーショックを起こして死に至ることもある．

> **これはダメ！** 血液検査の結果だけで一律に食物制限を行うべきではない！

薬剤
- 食物アレルギーが関与するアトピー性皮膚炎には経口インタール®が適応になっているが，食物アレルギー自体を治す薬剤は日本では発売されていない．
- アナフィラキシーショックにはエピネフリンの筋注，喘鳴には気管支拡張薬，蕁麻疹には抗ヒスタミン薬やステロイド薬など，症状にあわせた対症療法を行う．

> **MEMO**
> ### 新しいタイプの食物アレルギー，OASとFDEIA
> - 最近注目されている新しいタイプの食物アレルギーとして，1.口腔アレルギー症候群(OAS)と，2.食物依存性運動誘発アナフィラキシー（FDEIA）がある．これらの食物アレルギーは従来の子どもの食物アレルギーよりも年齢が高くなってから発症するケースが多い．
> - OAS：果実や野菜などを食べたときに口内違和感を生じるもので，口腔粘膜の接触蕁麻疹である．抗原は消化酵素で壊れやすいので，症状は口腔や咽頭に限局することが多いが，花粉症やゴム（ラテックス）のアレルギーがあると交差反応性によって症状が出ることがある．たとえば，白樺の花粉症の患者がリンゴを食べたときや，ラテックスアレルギーの患者がアボガドやバナナを食べたときなどに起こりやすい．
> - FDEIA：小麦や甲殻類を食べたあとに運動するとアナフィラキシーを起こす疾患で，食べても運動しなければ起こらないし，その食物を食べなければ運動しても起こらない．給食後の放課や体育の時間などにアナフィラキシーを起こす子どもがいたら，FDEIAを疑ってみる．

免疫・アレルギー

●食物アレルギー

●看護のポイント

観察事項	観察のポイント
《皮膚粘膜症状》 ●皮膚症状 　●瘙痒感, 蕁麻疹, 紅斑, 血管運動性浮腫, 浮腫 ●眼症状 　●結膜充血, 浮腫, 流涙, 眼瞼浮腫 ●口腔・咽喉頭症状 　●口腔, 口唇, 舌の違和感・瘙痒感・腫脹, 喉頭絞扼感, 喉頭浮腫, 嗄声, 喉の痒み 《消化器症状》 ●腹痛, 嘔気, 嘔吐, 下痢, 血便, 肛門部のただれ 《呼吸器症状》 ●上気道症状 　●くしゃみ, 鼻汁, 鼻閉, 鼻の瘙痒感 ●下気道症状 　●呼吸困難, 咳嗽, 喘鳴, 胸部圧迫感 《全身症状》 ●アナフィラキシー症状 　●多臓器の症状	●全身のどの部位に出現しているか ●症状は消失したか, 増悪しているか ●呼吸器・循環器症状を観察し, すみやかに重症度を把握する ●アナフィラキシーショック症状 　●頻脈, 血圧の低下, 冷汗, チアノーゼ, 活動性低下 (ぐったり), 意識障害
●子ども・家族の日常生活	●医師の指導のもと, 食物アレルゲンの除去が行えているか ●過度な食物制限が行われていないか

注意	・症状の発現は摂取直後～2時間以内に起こる即時型とそれ以後に起こる非即時型がある. ・症状出現からアナフィラキシーショックまでの進行が早いことがあるため, 症状を発見したときはすみやかに医師に報告する.

考えられること	対応
●食物アレルゲンの曝露による抗原抗体反応から急速に末梢血管拡張作用が起こる. そのため, 血圧の低下や, 器官における平滑筋収縮による呼吸困難, 血管透過性亢進による蕁麻疹, 粘膜の浮腫, 毛細血管拡張作用による顔面の紅潮など, さまざまな症状を引き起こす	●食物アレルギーの診断がされており, 原因食物を誤って摂取した場合は定期的にバイタルサインのチェックを行い, 症状の出現・増悪を観察する ●咳嗽, 喘鳴, 呼吸困難など, 症状の悪化を認めたら直ちに医師に報告し, パルスオキシメータを監視する ●アナフィラキシーショックの場合は, 生命に危険を及ぼすことがあるため, 救急処置が必要 　●酸素投与 　●気管支拡張薬の吸入 　●エピネフリン, ステロイド薬, アミノフィリンの使用
●不安	●食物アレルゲンの除去方法と栄養指導 ●医療機関以外でのアレルゲン摂取初期の対処法と救急車要請の指導 ●自己注射薬（エピペン®）の使用方法の指導

免疫・アレルギー

免疫・アレルギー
アトピー性皮膚炎

病態
- アトピー性皮膚炎の子どもの皮膚は角質のバリア機能が低下しており，アレルゲン（抗原）をはじめとしてさまざまな外的刺激を受けやすい状態にある．
- 正常な皮膚がアレルゲンを通すことはないが，アトピー性皮膚炎の皮膚は侵入を許してしまうために，皮膚でのアレルゲン感作が起こり，アレルギー炎症が引き起こされる．
- 炎症によって皮膚のバリア機能はさらに低下し，神経の末端が表皮まで伸びて痒みが生じやすくなる．掻くことで皮膚が傷つき外的刺激によるアレルギー炎症がさらに悪化するという「痒み―引っ掻きの悪循環」に陥る．

検査と診断
- アトピー性皮膚炎の子どもの多くは総IgE値や抗原特異的IgE抗体価が高値を示すことが多い．ただし，これは診断基準には必ずしも含まれてはおらず，診断は特徴的な臨床症状によって行う．
- 確定診断には，最低でも以下の3つを満たす必要がある．
①瘙痒がある．
②湿疹病変があり（急性病変としての紅斑，丘疹，痂皮や，慢性病変としての苔癬化病変や痒疹など），ほぼ左右対称性に顔面や屈曲部を中心に分布する（年齢による違いはある）．
③慢性・反復性の経過をたどる（乳児は2か月以上，その他は6か月以上）．

治療
- 治療は，原因・悪化因子の除去，スキンケア，薬物療法が3本柱．
①**原因・悪化因子の除去**：原因・悪化因子は，子どもによって若干異なるが，食物，発汗，物理的刺激，環境因子，細菌・真菌，接触抗原，ストレスなどがあげられている．
②**スキンケア**：石鹸やシャンプーなどで皮膚についている黄色ブドウ球菌などの悪化因子を落とした後，保湿剤を塗布し，

> **ココがポイント！** シャンプーや石鹸で洗うときは，よく泡立てて，やさしく洗い，しっかり洗い流す！　成分が残るとバリア機能が低下して状態が悪化する．

治療
アトピー性皮膚炎の特徴であるドライスキンを改善する．
③**薬物療法**：皮膚のアレルギー炎症を治療するために抗炎症作用のあるステロイド外用薬やタクロリムス軟膏が使われる．皮膚状態が改善したあとはステロイドのランク（強さ）を下げたり，間欠塗布にするなどして徐々に保湿剤に移行させる．

合併症
- アトピー性皮膚炎の子どもは健常児に比べて気管支喘息の合併率が高い．また，皮膚の感染も起こしやすく，伝染性膿痂疹やカポジ水痘様発疹などの合併もある．
- 重症の場合や顔の皮疹のコントロールが悪い場合は，白内障や網膜剥離などを起こすこともある．

薬剤
- ステロイド外用薬は強い順に，Ⅰ～Ⅴ群に分類されている．子どもに使われるのはⅡ～Ⅳ群のものが多い．
- 子どものアトピー性皮膚炎に使われる主な薬剤を**表1**に示す．

■表1 主な薬剤

●ステロイド外用薬	
Ⅱ群	ジフルプレドナート（マイザー®），酪酸プロピオン酸ベタメタゾン（アンテベート®），フランカルボン酸モメタゾン（フルメタ®），フルオシノニド（トプシム®）　など
Ⅲ群	吉草酸ベタメタゾン（リンデロンV®），吉草酸デキサメサゾン（ボアラ®，ザルックス®），吉草酸酢酸プレドニゾロン（リドメックス®）など
Ⅳ群	酪酸ヒドロコルチゾン（ロコイド®），プロピオン酸アルクロメタゾン（アルメタ®），酪酸クロベタゾン（キンダベート®）　など

●保湿剤
ヘパリン様物質（ヒルドイド®ソフト），ビタミンA軟膏（ザーネ®），尿素軟膏（パスタロン®，ウレパール®，ケラチナミン®）　など

●カルシニューリン抑制性外用薬
タクロリムス軟膏（プロトピック®）

免疫・アレルギー

●アトピー性皮膚炎

●看護のポイント

観察事項	観察のポイント
● 瘙痒感 ● 湿疹病変 　● 紅斑,丘疹,鱗屑,苔癬化病変,痂皮など ● 皮膚炎の分布	● 乳児期〜幼児期前半は,自分から瘙痒を訴えることはできないため,行動で理解する ● 痒い部分を衣類にこすりつける,かんしゃく,むずがる,機嫌が良くない,眠りが浅いなども観察する ● 幼児期後半以降は,「痒い」と訴えることができるようになる ● 湿疹病変の減少,悪化など ● どの部位に湿疹があるか
● 子ども・家族の疾患と治療への理解度	● 子ども（幼児期後半〜成人）や患者家族の疾患・治療に対する認識を理解する ● 治療の継続状況

MEMO
食物アレルギーの診断・治療は慎重に

- アトピー性皮膚炎の原因が食物アレルギーにあると思いこんで,やたらと多品目の食物除去を行っている母親がいる.これは,子どもに成長障害をきたす可能性もあり,危険である.アトピー性皮膚炎と食物アレルギーは別の病気と考えて,それぞれに対して適切な対応を行う必要がある.
- 卵や牛乳,小麦などに対する特異的IgE抗体が陽性を示す子どもは多いが,全員が食物アレルギーとは限らない.抗体価が高いほど,食物アレルギーと診断できる確率は高くなるが,実際には食べても何ともない子どももいるので,血液検査の結果だけで一律に食物制限を行うべきではない.

注意	● アトピー性皮膚炎は長期にわたる疾患である. ● 湿疹の悪化を繰り返すことで,患児や家族が治療への不安を抱くことも多いため,医師やコメディカルとの連携を図り,関わっていくことが大切.

考えられること	対応
● 皮膚の異常機能 　● 痒み閾値の低下 　● 水分保持機能の低下 　● バリア機能の低下 　● 易感染性	● 薬物療法 　● ステロイド外用薬,保湿剤,タクロリムスの使用(病状により,抗菌薬の内服,抗アレルギー薬,抗ヒスタミン薬の内服) 　● スキンケア(洗浄と保湿) 　● 悪化因子であるアレルゲンの除去
● アトピー性皮膚炎が慢性・反復性の経過をたどるため,子どもの皮膚の悪化に伴い,家族は治療が適切ではないのか不安になりやすい ● 日々のスキンケアが子ども・家族の負担となりやすい	● 治療が効果的に実施・継続されるように繰り返し説明・支援を行う

MEMO

ステロイド外用薬の効果的な使用法は?

　ステロイド外用薬を使用する際,皮膚の状態が少し改善したら塗るのをやめて,痒くて我慢ができなくなったらまた塗る,ということを繰り返していると次第に重症化してしまう場合がある.一方,いくら塗っても改善がみられないような弱い薬を毎日塗り続けるというのも問題である.

　適切な強さの薬を選択し,皮膚が正常化したら保湿剤を使いながら徐々にステロイド外用薬を減らしていくのが副作用や再発を防ぐコツである.

免疫・アレルギー

■代謝・内分泌
糖尿病

病態
- 糖尿病は、インスリンの不足あるいは感受性の低下(抵抗性の増大)によって起こる。図1に病態を示す。

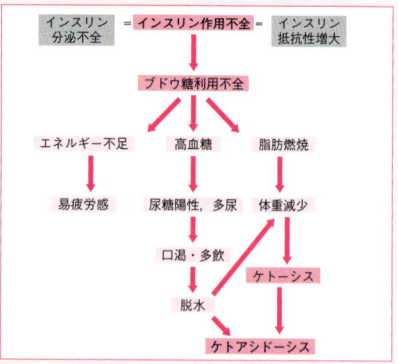

■図1 糖尿病の病態

検査と診断
- 臨床症状、血糖・尿糖測定(空腹時血糖126mg/dL以上)、血中HbA1c測定(上昇)、経口ブドウ糖負荷試験(OGTT)で診断する(図2)。

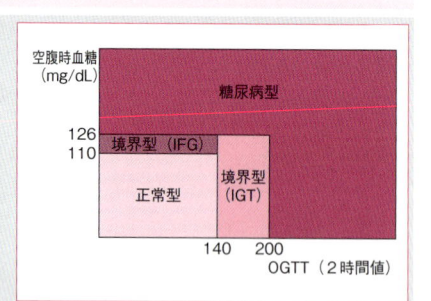

■図2 糖尿病の診断基準

- **経口ブドウ糖負荷試験**:負荷後2時間の血糖値が200mg/dL以上を糖尿病、140mg/dL以上を耐糖能障害とする。
- **インスリン分泌能**:迅速グルカゴン負荷試験にて行う。
  [注意] 高血糖が持続すると糖毒性によりインスリンの分泌が低下した状態となる。そのため検査時は、血糖コントロールがなされ、糖毒性が解除された状態で行う。

> **ココがポイント!** 治療の基本は年齢相応の食生活!

検査と診断

- インスリン分泌能と血中自己抗体測定にて病型診断を行う（**表1**）．

■表1　糖尿病の分類

1型糖尿病	膵からのインスリン分泌不全によりインスリン治療が必須なもの
2型糖尿病	インスリンの分泌低下や抵抗性の増大によりインスリン作用不全をきたしているもの
妊娠糖尿病	妊娠に伴うもの
その他の糖尿病	症候群などに伴うもの

- 1型糖尿病は発病に気づかず，糖尿病性ケトアシドーシスによって初めて診断される場合が多かったが，最近は学校検尿により早期に発見されることもある．体重の経過を成長曲線に記録すると，おおよその発病時期は推定できる．

治療

- **1型糖尿病**：インスリン治療が必須．治療必要量は1.0U/kg/日前後で，発病時の重症度により，持続静脈内インスリン注射，持続皮下インスリン注射，インスリン皮下注射を選択する．子どもでは年齢や生活（学校，幼稚園，保育園など）も考慮してインスリン注射法を選択する．
- **2型糖尿病**：多くが肥満に伴う生活習慣病であるため，食事・運動療法を行う．子どもは成長するため，極端な肥満以外は減量しなくても体重を維持すれば身長が伸びて肥満が解消される．食事は年齢相応の適正なカロリー摂取を指導し，減量目的のカロリー制限は通常行わない．食事療法でコントロールできない場合は薬物療法を行う．

合併症

- **長期合併症**：血糖コントロールが悪いと動脈硬化が促進され，細かい血管に養われている組織に異常が出る．すなわち，網膜症，神経症，腎症が起こり，視力の低下，失明，末梢の感覚鈍麻や激痛，腎不全へと進行する．
- **短期合併症**：低血糖と糖尿病性ケトアシドーシスがある．低血糖はインスリン治療中はほぼ必発する．早期の症状出現時に補食をとって意識障害に至るのを予防することが大事である．高血糖が持続し，そのまま放置しておくと，糖尿病性ケ

代謝・内分泌

> **ココがポイント！** 1型では適切なインスリン療法を選択し，良好な成長発達をめざす！

合併症	トアシドーシスになる．低血糖はインスリン作用が切れれば回復するが，糖尿病性ケトアシドーシスは死に至るため，集中治療が必要となる．
薬剤	● インスリン製剤は多種類あり（**表2**），それぞれの作用発現

■表2 インスリン製剤の作用発現，最大作用，作用持続時間

インスリンの種類	作用発現時間	最大作用時間	作用持続時間
超速効型	5～15分	30分～1時間	3～5時間
速効型	30分～1時間	3～5時間	6～8時間
中間型	1～3時間	6～8時間	12～18時間
持効型	3時間	ピークレス	22～26時間
混合型	5分～1時間	混合比による	18～24時間

● 糖尿病－2型糖尿病

● 看護のポイント

観察事項	観察のポイント
● 高血糖症状	● 血糖値（高値） ● 多尿 ● 多飲 ● 体重減少 ● 脱水
● 低血糖症状	⇒1型糖尿病（p.168）と同様
● 生活習慣	● 日常の生活習慣 　● 運動量，睡眠状態 ● 食生活習慣 　● 体重，肥満度 　● 食事摂取量，食事パターン，間食の有無 　● 食事を作っている（管理をしている）のは誰か

薬剤 時間,最大作用時間,作用持続時間を念頭において,食事や間食による血糖上昇と運動などによるブドウ糖消費の予測に合わせて選択する.

- 肥満を伴った2型糖尿病における第一選択薬はメトホルミン(膵からのインスリン分泌を促進し,肝からの糖放出を抑制する).αグルコシダーゼ阻害薬(消化管からの糖吸収を緩徐にする),ナテグリニド(インスリン初期分泌を高める)も単独投与あるいは併用する.
- インスリン抵抗性が高い症例ではインスリン抵抗性改善薬のピオグリタゾンを使用する.

注意
- 食生活の変化や運動量が少ないことなどから子どもの2型糖尿病が増加している.
- 子ども・家族が食事,運動,薬物療法を十分に理解し,継続して行うことができるように援助を行う.

考えられること	対応
・高血糖はインスリンの作用不足が原因となる ・インスリンの不足あるいは抵抗性の増大,またはその両方に原因があることもある	・血糖値を測定し,適切な治療が行えているかを評価する ・食事,運動,薬物療法を適切に実施してもらうよう指導する
・薬物療法を行う場合は,副作用として低血糖症状が出現する	・子どもに生じる低血糖の症状を把握し対処する ・子ども・家族に低血糖の症状と対応の指導を行う
・生活の改善 ・家族の生活リズム ・塾通い,夜型の生活など ・思春期~青年期における友達付き合い ・食事制限によるストレス	・食生活と運動量の改善が治療の基本.子どもだけではなく,家族への指導も重要 ・成長に悪影響を及ぼすような厳格すぎる食事制限は避ける ・生活の改善は,適切な時期での介入と指導の継続が大切

代謝・内分泌

●糖尿病ー1型糖尿病

●看護のポイント

観察事項	観察のポイント
●高血糖症状	●血糖値（高値） ●口渇，多飲，多尿 ●体重減少 ●脱水 ●意識障害 ●ケトン尿
●低血糖症状（薬物療法による副作用により出現）	●血糖値（低値） ●自律神経症状 　●空腹感，冷汗，顔面蒼白，頻脈 ●中枢神経症状 　●意識障害（傾眠→昏睡），性格の変化，記憶力低下，痙攣
●意識レベル	●糖尿病性ケトアシドーシス：血糖値250mg/dL以上の持続（多くは500mg/dLを呈する） ●意識障害　●脱水 ●血圧低下　●クスマウル呼吸
●自己管理能力	●疾患の理解，受容の状況 ●キーパーソン ●各手技の取得の状況 　●血糖測定，インスリン注射，グルカゴン注射，シックデイの対応

注意	・発症から診断，治療開始と経過が早いなかで，子どもと家族の疾患受容の状態を確認しながら，療養指導の実施を行う． ・治療の継続が一生涯にわたるため，子どもの発達段階に合わせた自己管理の指導を必要とする． ・合併症の予防や進展を防ぐには良好な血糖コントロールが必要となる．

考えられること	対応
・高血糖はインスリンの不足あるいは抵抗性の増大によって起こる ・高血糖の慢性的持続による合併症は，網膜症，神経症，腎症があげられる	・適切なインスリンの投与 ・急激な血糖の補正は脳浮腫を起こす可能性があるので，血糖コントロールが重要となる ・子ども・家族指導として，高血糖になった理由を振り返り，今後の対応を一緒に考える
・低血糖になると脳の機能低下症状がみられる ・血糖値の降下速度，降下幅，持続時間の影響も受ける ・低血糖が急速に進行する場合は自律神経症状が，穏やかに進行する場合は中枢神経症状が中心となる	・適切な補食を摂取してもらう ・痙攣や意識障害を伴う患児で，経口摂取による補食では誤嚥の可能性がある場合は，グルカゴン注射を行う ・適切なインスリン投与が行われているか，食事摂取量，運動量などを総合して低血糖の原因を判断する
・糖尿病性ケトアシドーシスは，インスリンの中止・減量，感染症，食事不摂生，手術，妊娠などで起こりやすい	・治療が遅れると，ショック，感染症，DIC，急性腎不全が起こる可能性があるため，意識レベルが低下した場合は，直ちに医師に報告する
・思春期においては，手技の取得がスムーズであっても，疾患を受容しているとは言い切れない	・子どもの発達段階を評価しながら適切な指導を実施する ・保護者をキーパーソンとするなどして年齢や理解に応じた指導を実施する

代謝・内分泌

■代謝・内分泌
低身長

病態
- 全国統計における年齢別平均と標準偏差（SD）から、−2SD未満の場合を「低身長」と考える．一般に、低身長のなかでも病的原因が明らかな場合を「低身長症」とよぶ．
- 身長は多因子によって規定されるが、80％は遺伝的要因．
- 乳児期早期は、成長ホルモンが不足していても栄養が十分であれば標準の成長をたどる．
- 先天性遺伝性成長ホルモン欠損症では生後早期から成長障害が明らかだが、最も頻度の高い特発性成長ホルモン欠損症では、−2SDを下回るのは重症でも5歳頃、中等症では7歳頃からである．

■表1　成長障害の原因

内分泌疾患
染色体異常
奇形症候群
骨系統疾患（骨・軟骨の異常）
慢性疾患および栄養障害
胎児発育障害
心理社会的要因
特発性

検査と診断
- 身体所見と成長曲線から成長障害をきたす疾患の鑑別を行う（**表1**）．
- 栄養状態の評価、血液検査で成長ホルモン、インスリン様成長因子（IGF-1）、甲状腺ホルモンの測定、染色体検査、X線検査（左

●看護のポイント

観察事項	観察のポイント
《スクリーニング（外来）》	
●身体計測	●身長、体重、頭囲
●既往・生活習慣	●両親の体格　●既往歴 ●食習慣・食事内容 ●二次性徴の発現 ●家族背景・生活状況
●各種検査結果	●X線検査　●頭部画像診断 ●血液・尿・染色体検査
《精密検査（入院）》 ●成長ホルモン分泌刺激試験 ●頭部の画像診断	●子ども・家族の言動 ⇒成長ホルモン補充療法については染色体異常の項（p.230）参照

検査と診断
- 手）で骨年齢の評価を行う．
- 急激な成長障害や尿崩症を伴っている場合や頭痛・めまい・視力障害を伴っている場合は脳腫瘍を疑い，頭部（特に視床下部下垂体）MRI・CTを行う．
- 骨系統疾患を疑う場合は，全身骨単純X線にて評価を行う．

治療
- 成長障害をきたした原疾患の治療が最優先される．
- 成長ホルモン分泌不全，ターナー症候群，軟骨異栄養症，プラダー・ウィリー症候群，慢性腎不全による低身長では成長ホルモン治療が適応となる．

合併症
- いじめに遭うなど心理的ダメージを受けていることが多い．
- 成長ホルモン治療の合併症：側彎，大腿骨頭すべり症，手根管症候群，良性頭蓋内圧亢進，耐糖能障害など．いずれも頻度は低い．悪性腫瘍との関連は否定的と考えられている．

薬剤
- ホルモン分泌不全や適応症に応じ，成長ホルモン，甲状腺ホルモン（蛋白同化ステロイド）投与を行う．

> **ココがポイント！** 多くは治療の必要のない特発性低身長だが，脳腫瘍など重篤な疾患も潜んでいる！

注意 ● 子どもとして適切な生活リズムや食習慣をもたせることが大切．

考えられること	対応
● 計測条件を統一する必要がある	● 脱衣での計測
● 低身長の要因はさまざまであるため，既往や生活習慣など幅広く情報を集めて，総合的な評価を行う	● 家族・本人からの情報収集
● はじめての検査への不安	● 検査の目的，方法について十分説明する
● 入院による環境変化やさまざまな検査に対しストレスと感じる	● 子どもの年齢や理解力に応じて説明し，協力が得られるよう配慮する

代謝・内分泌

■血液疾患
貧血

病態
- 血中のヘモグロビンが正常範囲よりも少ない状態.
- 最大の原因は鉄欠乏性貧血であるが,その他に再生不良性貧血,白血病,溶血性貧血などの血液疾患,腎不全,慢性疾患や出血に伴うものなどがある.

症状
- 脈拍数の増加,呼吸数の増加,動悸・息切れ,倦怠感,顔色不良など.

検査と診断
- 血球検査および肝機能,腎機能,鉄,フェリチン,ビタミンB_{12},葉酸などの検査.
- 骨髄検査,出血源検索のための画像検査や内視鏡検査が必要になることもある.
- 貧血の診断は目安として6か月~6歳まではヘモグロビン11g/dL以下,14歳までは12g/dL以下と定義される.

●看護のポイント

観察事項	観察のポイント
● 検査データ ● 倦怠感 ● 頭痛 ● 幻暈 ● 動悸・息切れ ● 易疲労感 ● 顔色不良 ● バイタルサイン ● 日常生活の状況	● 徐々に貧血が進行する場合は自覚症状が乏しいことがある ● 皮膚,口唇,眼瞼結膜の蒼白 ● 清潔ケアや口腔ケアなどのセルフケアの実施状況 ● 幻暈による転倒・転落の危険性

治療
- 鉄欠乏性貧血：鉄剤の内服治療を行う．加えて鉄の効果的な摂取法などの食事指導が重要．
- ヘモグロビンや血清鉄の値が正常となっても体内の貯蔵鉄（フェリチンを指標）が十分になるまで治療は継続する．
- 治療の反応が悪い場合は，消化管などからの慢性出血の存在などを疑い精査を進める．
- その他の場合は，原因疾患の治療法に沿って治療を行う．

合併症
- 高度の貧血が続くと，心臓への負担が増加し心不全をきたすことがある．
- 溶血性貧血では，黄疸，胆石などがみられることがある．

薬剤
- 鉄欠乏性貧血では鉄剤を使用するが，一部の抗菌薬，制酸剤，甲状腺ホルモン剤，緑茶のタンニンなどで吸収障害が起こるので併用薬剤・食品に注意が必要．
- 鉄剤の副作用に一過性の歯の着色がある．

> **ココがポイント！** ほうれん草や小松菜より，赤身の肉，魚，レバーなどの動物蛋白のほうが鉄の吸収効率がよい！

> **注意**
> 子どもの場合，自覚症状に乏しかったり，主体的に訴えられないことがある．そのため，検査データと症状を十分に観察し，身体的苦痛を緩和するとともに，子どもの成長発達や日常生活に及ぼす影響を最小限にとどめるよう配慮が必要である．

考えられること	対応
● 活動性が低下しない場合には，エネルギーが消耗している ● 末梢循環不良 ● 倦怠感によるセルフケア不足	● エネルギーの消耗を防ぐ ● 四肢冷感がある場合は掛け物や衣服を調整し保温に努める ● 適切な栄養補給，確実な鉄剤（乳幼児はシロップ，年長児は錠剤）の内服を行う ● 子どもの状態に応じ，セルフケアの一部を代償する ● ベッド柵を上げる，歩行時に付き添う，環境調整をするなどして転倒・転落を予防する ● 無理な運動は避ける

■血液疾患
アレルギー性紫斑病

病態
- 血管性紫斑病,Henoch-Schönlein(ヘノッホ・シェーンライン)紫斑病などともよばれる.A群β溶血性連鎖球菌やマイコプラズマなどの感染症,薬剤,食物などに対する免疫反応により発症する血管炎である.
- 発症には免疫グロブリンA(IgA)の免疫複合体が関与しているとされている. ●幼児に多く,男女差は認めない.

症状 皮膚の点状出血(四肢末梢を中心に),限局性の浮腫(クインケの浮腫),関節痛,腹痛・嘔吐・血便,腎炎(血尿・蛋白尿)など.

検査と診断
- IgAや血清補体の上昇,血液凝固第13因子の低下.
- 咽頭よりA群β溶血性連鎖球菌が検出されることもある.
- 紫斑をきたす他の疾患(血小板減少性紫斑病,血液凝固異常など)との鑑別が必要.
- 腹痛のある場合,超音波検査で他の急性腹症の除外を行う.
- 皮膚症状に加えて,腹部,関節,尿所見のうち2つ以上を満

●看護のポイント

観察事項	観察のポイント
●皮膚症状 ●ほぼ全例に出現 ●紫斑・瘙痒感 ●血管神経性(クインケ)浮腫	●左右対称・下肢や臀部に出現 ●関節症状や腹部症状が先行するため,初期には見落とされやすい
●関節症状(60〜70%に出現) ●痛み ●腫脹	●足関節・膝関節が多い
●腹部症状(60〜70%に出現) ●腹痛・嘔吐・血便・下痢	●痛みの程度,生活への影響
●腎症状(10〜50%に合併) ●急性腎不全	●他の症状に遅れて出現

検査と診断

たすと診断される.

注意 症状は同時に出現しないことが多いため,診断には注意が必要.特に腎炎は発症直後は認められないことが多い.

治療

- **紫斑のみの場合**:安静による経過観察が基本.
- **腹部・関節症状が強い場合**:ステロイドを使用.
- **腎炎を併発した場合(20〜60%にみられる)**:血尿・蛋白尿の程度に応じて経過観察から薬物療法などの治療法を選択.
- **A群β溶血性連鎖球菌が検出された場合**:抗菌薬の投与.

合併症

- **消化管障害**:腸重積,腸閉塞(イレウス),消化管の潰瘍・穿孔・大量出血など.
- **腎障害**:ネフローゼ症候群,急性腎炎.
- **神経症状**:頭痛,情緒不安定など.
- **外性器**:男児では精巣痛,陰囊腫脹,出血など.

薬剤

- 疼痛管理としてアセトアミノフェンなどの解熱鎮痛薬やステロイドを症状に応じて間欠投与または持続投与を行う.

> **ココがポイント!** 腹痛が強く全身状態が悪い場合は,腸重積や消化管穿孔などの合併症を考慮する必要がある!

注意
- 消化管・腎障害など重篤な合併症を起こす可能性があるため,さまざまな症状の観察を十分に行うことが大切.
- 安静が保たれるよう子どもの年齢・発達に応じた説明をしたり,日常生活の援助や行動制限に伴うストレスへの援助が必要.

考えられること	対応
● 全身性の血管炎	● 対症療法が中心 ● 安静保持 ● 鎮痛のための鎮痛薬内服 ● 瘙痒感には,抗ヒスタミン薬内服 ● 腹痛が強いときには絶食
● 関節周囲の浮腫であり,1週間程度で軽快	
● 消化管壁の血管炎による浮腫と出血	
● 多くは自然治癒 ● 重症の腎症を合併したものは予後が悪い	

血液疾患

■脳・神経疾患
髄膜炎

病態
- 細菌・ウイルスが主に血行性に脳表面の硬膜下腔に侵入し,感染巣を生じ,そこから引き起こされる炎症である.
- 細菌が原因の場合は,重篤となり後遺症を残したり致死的となることもある.ウイルス性は一般に軽症である(**表1**).

症状 頭痛,痙攣など.乳幼児では大泉門膨隆,不機嫌など.

■表1 髄膜炎の原因

原因		主な起因菌・原因ウイルス
細菌性	生後3か月まで	B群連鎖球菌,大腸菌,リステリア
	生後3か月以降	肺炎球菌,インフルエンザ桿菌,髄膜炎菌
	脳外科術後など	黄色ブドウ球菌,表皮ブドウ球菌
ウイルス性		エコーウイルス,エンテロウイルス,ムンプスウイルス
真菌性		クリプトコッカス

検査と診断
- **脳脊髄液検査**:細胞数増加を認めたら髄膜炎と診断する.禁忌の場合を除き,髄液検査は必須であり,治療方針を決めるうえで最も重要.

禁忌 脳浮腫が存在し,脳脊髄液の採取(腰椎穿刺)による脳ヘルニアの危険性が高い場合.

- **頭部CT**:脳浮腫の状態の評価.

治療
- **細菌性髄膜炎**:早期に治療を開始する必要がある.髄液検査の結果をみながら抗菌薬を選択して,経静脈的に投与する.
- 痙攣には抗痙攣薬の投与,脳浮腫にはマンニトールやグリセオール®の投与を行う.
- **ウイルス性髄膜炎**:基本的に安静にして経過観察.

合併症
- 脳ヘルニア,脳梗塞,脳膿瘍,硬膜下膿瘍,水頭症,難聴など.

薬剤
- 起因菌に感受性のある抗菌薬を十分量使用する.セフトリアキソン(ロセフィン®),セフォタキシム(セフォタックス®),アンピシリン(ビクシリン®),メロペネム(メロペン®)など.

> **ココがポイント!** 細菌性髄膜炎では初期の急変に注意!

■脳・神経疾患

てんかん

病態
- 脳の神経細胞が電気的に過剰に興奮することにより，痙攣や意識障害を呈する発作を反復する慢性的な疾患である．
- 子どもに多い熱性痙攣のような特定の状況で起こる痙攣は，誘因のある発作として通常はてんかん発作には含まない．
- 乳幼児期から学童期は，てんかん発症が多い時期である．
- てんかんは，通常，脳の局所に原因となる病変のある症候性のものと，そうでない特発性のものとに分類される．

①**症候性**：脳腫瘍などの病変が大きい場合には頭部MRIなどの検査で病変が同定される．

②**特発性**：多くは原因不明であるが，一部遺伝子異常が原因になるものも同定されてきている．

- てんかん発作は，身体の一部の痙攣や知覚などの症状を呈する部分発作と，全身性の痙攣や意識障害など局所の症状を欠く全般発作とに分けられる．
- 意識消失のみの発作もあり注意が必要である．特に子どもに多い欠神発作では，10秒間程度の運動停止のみが症状であり，保護者も問題となる発作と認識していない場合もある．
- 乳児期のWest(ウェスト)症候群の点頭発作は非常に特徴的で，1〜3秒程度の全身を屈曲させる強直を，10〜30秒の間隔で反復するシリーズ形成がみられる．
- てんかんは年齢・経過・発作の型などから，**表1**のように分類されている．たとえば，小児良性てんかんと称される疾患の代表であるローランドてんかんは，中学生になれば発作は消失する．こうした症候群診断により，選択する薬剤や経過予後などが判断される．

脳・神経疾患

> **ココがポイント！** てんかんの脳波検査は睡眠時のみに異常波が出る場合も多いため，睡眠賦活を必ず行う！

病態

■表1 てんかんの種類

全般てんかん	特発性(非症候性)	小児欠神てんかん,若年性欠神てんかん,若年性ミオクロニーてんかん,覚醒時大発作てんかん,反射性てんかん
	症候性・潜因性	大田原症候群,West症候群,Lennox-Gastaut症候群,ミオクロニー失立てんかん
部分てんかん	特発性(非症候性)	中心側頭部に棘波を示す良性小児てんかん(ローランドてんかん),良性小児後頭部てんかん
	症候性	側頭葉てんかん,前頭葉てんかん,頭頂葉てんかん,後頭葉てんかん
両方の要素を有するてんかん		乳児重症ミオクロニーてんかん
状況に関連した機会発作		熱性痙攣

検査と診断

- **脳波検査**:てんかんの本態である脳の電気的な興奮をみる検査で多用される.てんかん患児では,発作以外にもてんかんの起こしやすさの指標となる脳波異常を伴っており,診断上非常に重要.
- **ビデオ脳波同時モニタリング**:診断上必要な場合は,長時間脳波を継続して記録し,発作の際の脳波記録をとることもある.その際は,発作の様子もビデオで記録する.
- **画像所見**:てんかんの原因となる病変の有無を検索する目的で,頭部CTやMRIを行う.
- **核医学検査**:特殊な検査として,てんかんの焦点を同定するSPECTやPETなども行われる.

治療

- 原則として,2回以上の発作のある場合は,抗てんかん薬による治療を勧める(表2).
- **薬物療法**:抗てんかん薬による内服治療は,最低でも2〜3年間は発作のない状態を継続することを目標とする.その間,怠薬などによる発作の再発をみることも多いため,十分に保護者あるいは本人に定期的な服薬の重要性を説明してから開始する.
- 難治性の場合には脳外科的な治療を行う場合がある.

> **ココがポイント!** 服薬を嫌がる子どもには,長期にわたる内服の大変さを理解して相談にのろう!

治療

■表2 主な抗てんかん薬(剤型)と副作用

薬剤名	代表的な商品名	分服 (回/日)	注意する副作用
バルプロ酸	デパケン(錠,細,シ),ハイセレニン(細),バレリン(錠)	2〜3	肝機能検査異常,アンモニア上昇,血小板減少
バルプロ酸徐放剤	デパケンR(錠),セレニカR(錠,顆)	1〜2	
カルバマゼピン	テグレトール(錠,細),テレスミン(錠,細)	2〜3	眠気,汎血球減少
フェノバルビタール	フェノバール(錠,散,末,液),ワコビタール(坐),ルピアール(坐)	1〜2	眠気,多動,アレルギー
ゾニサミド	エクセグラン(錠,散)	1〜2	眠気,食欲低下,発汗障害,尿路結石
フェニトイン	アレビアチン(錠,散),ヒダントール(錠,散)	2〜3	眠気,小脳失調,歯肉腫脹,アレルギー
エトスクシミド	ザロンチン(シ),エピレオプチマル(散)	2〜3	眠気,薬剤性SLE
クロナゼパム	リボトリール(錠,細),ランドセン(錠,細)	1〜2	眠気,気道分泌増加
ニトラゼパム	ベンザリン(錠,細),ネルボン(錠,散)	1〜2	
クロバザム	マイスタン(錠,細)	1〜2	
アセタゾラミド	ダイアモックス(錠,末)	2〜3	尿路結石
臭化カリウム	(末)	3	

錠:錠剤,細:細粒,シ:シロップ,顆:顆粒,散:散剤,末:原末,坐:坐薬

合併症

- 発達障害,知的障害,学習障害などの発達上の問題を生じる場合がある.行動面や学校などの集団生活での問題がないかどうかを確認する.
- 発作頻度が多い場合は,発作自体による活動性の低下などの症状がみられることがある.
- 抗てんかん薬の副作用にも注意する.

注意 内服中の薬剤により起こりやすい副作用が異なる.

●髄膜炎

●看護のポイント

観察事項	観察のポイント
● 発熱 ● 髄膜刺激症状 　● 頭痛，嘔吐，項部硬直 　● ケルニッヒ徴候 　● ブルジンスキー徴候 　● 羞明（まぶしく感じる） ● 痙攣 ● 腰椎穿刺施行時の髄液の性状や細胞数 ● 栄養状態 ● 精神状態	● 前日まで元気でも急に発熱，頭痛が出現する ● 重篤になると脳神経症状が出現する ● バイタルサイン，意識レベルの変動に注意 ● 開頭術後は，ドレーンの挿入，髄液漏などで，髄膜炎を起こす可能性が高く，髄膜刺激症状の出現を早期に発見する

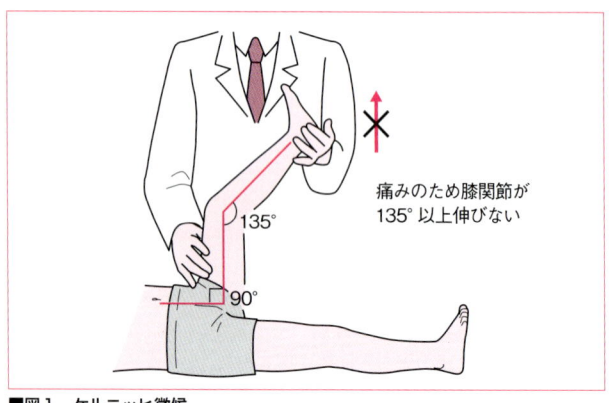

痛みのため膝関節が135°以上伸びない

■図1　ケルニッヒ徴候

> **注意**
> - 急性期には,痙攣発作を起こす可能性があることを常に念頭におく.
> - 薬剤投与も重要であるが,何よりも栄養を早期に与え,全身状態を悪化させないように努めることが重要.

考えられること	対応
● 頭痛,発熱による苦痛 ● 髄膜が刺激されると,項部,背部,四肢の筋緊張が高まるため無理に動かそうとすると苦痛を伴う.そのためケルニッヒ徴候,項部硬直,ブルジンスキー徴候がみられる(図1,2) ● 急な発病による不安 ● 検査,治療に対する不安,苦痛 ● 合併症,後遺症の出現	● 髄膜刺激症状の観察を行い,早期発見に努める.症状がみられたらすぐに医師へ報告する ● 発熱,頭痛などの苦痛の軽減 ● 抗菌薬などの点滴管理 ● 検査,治療による不安の緩和 ● 必要に応じ,ADL介助 ● 細菌性髄膜炎では,初期に容態が急変する可能性があるため,以下の変化に注意する. 　● 意識レベルを含めたバイタルサイン 　● 頭蓋内圧亢進による脳ヘルニアの危険性があるため瞳孔所見 ● できる限り静かな環境を整える

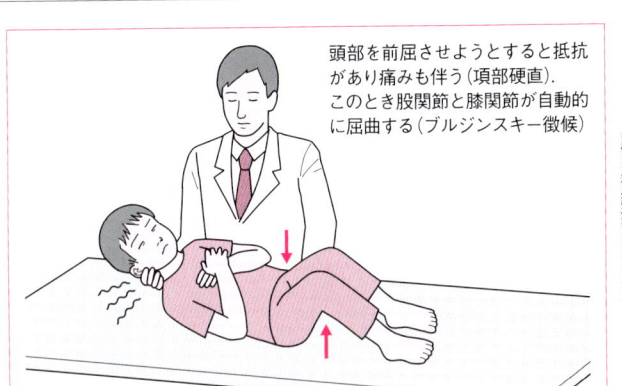

頭部を前屈させようとすると抵抗があり痛みも伴う(項部硬直).
このとき股関節と膝関節が自動的に屈曲する(ブルジンスキー徴候)

■図2　項部硬直とブルジンスキー徴候

●てんかん

●看護のポイント

観察事項	観察のポイント
●前駆症状 　●しびれ，視野異常，めまい，消化器症状，不安感	●発作前の症状 　●寝不足，発熱，光刺激，環境の変化，疲労，ストレス
●痙攣の型・持続時間 ●意識レベルの変化 ●眼球や身体の動き ●筋緊張 ●バイタルサイン	●始発時間・状況：何をしているときに起こったか ●発作の持続時間 ●身体のどの部分から生じたか，その広がりの有無と程度 《発作中・発作直後》 ●気道確保はなされているか ●痙攣発作後の異常所見（麻痺の出現，意識レベルの低下など）の有無
●家族の理解 ●内服治療の継続 ●定期受診状況	●家族への説明・理解 ●家族の言動 ●集団生活への参加状況

注意	●発作が起これば,転倒や誤嚥などの事故につながる可能性があるため,入院中の生活にも注意が必要. ●発作の初回がいつか,どのような発作か,頻度,常用薬の量,家族や学校生活などの社会的背景などを確認する.

考えられること	対応
●前駆症状には個人差がある	●情報として,前駆症状の特徴を知っておく
●薬剤使用後には呼吸抑制に留意する	●バイタルサインの測定 ●意識レベルの把握 ●モニタリング(SpO$_2$値) ●異常がみられたら医師に報告 ●抗痙攣薬の準備 ●酸素・吸引の準備
●理解が十分でないと長期の内服継続は困難 ●周囲の理解が得られないときには,治療の継続が困難	●家族への援助:子どもが継続して薬を飲み,規則正しい生活を送ることができるように指導する

脳・神経疾患

■脳・神経疾患
脳性麻痺

病態
- いわゆる「障害児・者」という場合に、運動面での障害の代表が脳性麻痺である。その他の障害としては、知的障害や自閉症などの発達障害、視聴覚の障害などがあり、脳性麻痺の場合には、しばしば他の障害を合併することがある。
- 通常、脳性麻痺は、生後4週までに起こった脳の病変による運動の障害を指す。
- 原因は生まれつきの脳奇形などの障害の場合や、分娩・出生前後の時期に発生した障害の場合がある。
- わが国では出生1,000人に2人程度の発生率であり、最近では早産低出生体重児として出生した児の占める割合が多い。
- 筋緊張は低下（低緊張）または病的に亢進（痙性または強剛性）している。また四肢のアテトーゼ（くねるような末梢の動き）などの不随意運動や、頸部体幹のジストニア（ねじるような姿勢）などの姿勢異常を認める。

●看護のポイント

観察事項	観察のポイント
● 筋緊張の程度 ● 麻痺の程度 ● 日常生活自立度の程度 ● コミュニケーション方法 ● 安静	
● 摂食状況	● 咀嚼・嚥下能力 ● 摂食姿勢
● 歩行状況	● 車椅子や歩行器の使用の有無

診断
- 運動障害は，診察にて診断．
- 頭部CT・MRI：原因となる病変の検索．

治療
- 運動障害の原因となる病変はすでに完成しているため，原因治療は不可能である．しかし，必要な子どもには乳児期からのリハビリテーションによって，機能的な予後を改善することができる．

合併症
- **摂食障害**：咀嚼や嚥下機能の障害による．
- **呼吸障害**：喀痰排出が不十分であれば，無気肺や誤嚥性肺炎などの呼吸器感染をきたしやすい．二次的に呼吸障害にいたることも多いので，感冒罹患時などには特に注意が必要．
- 側彎症，関節拘縮，股関節脱臼など．

薬剤
- 筋緊張の亢進には筋弛緩薬の内服を行うことがある．
- てんかんの合併には抗てんかん薬を内服する．

> **ココがポイント！** 運動麻痺のために意思表現ができなくても，表情などから気持ちを汲み取る努力を！

注意
- 意思表現ができなかったり，異常な筋緊張がみられたりするため，個々の子どもの特徴をつかむよう努力することが大切．

考えられること	対応
● コミュニケーション方法は，知的発達や構音機能の発達の程度により，さまざまである ● 異常な筋緊張により，関節拘縮，変形，脱臼などを生じる	● 必要に合わせてADL介助を行う ● 全身の筋緊張を緩和させるよう，リラックスできるポジショニングを行う
● 脳性麻痺児は，摂食の協調運動が障害されるため，摂食困難なことが多い	● 子どもの咀嚼・嚥下能力に合わせて食事形態を工夫する ● 身体を起こすなどして嚥下しやすい姿勢になるよう頭部の位置を調整する
● 転倒・転落	● 車椅子や歩行器を使用している際は転倒・転落に注意する

■脳・神経疾患
水頭症

病態
- 交通性水頭症と非交通性水頭症に分けられる.
  ① **交通性水頭症**：脳脊髄液の産生過多もしくは吸収障害による.
  ② **非交通性水頭症**：髄液循環路の通過障害による.
- 原因は特発性が最も多いが，感染後，出血後，髄膜瘤や腫瘍に伴うものなどさまざまである.

[症状] 年齢により異なる．乳児では頭囲拡大や大泉門膨隆，嘔吐で気づくことが多い．

検査と診断
- CTあるいはMRIで脳室拡大を認めることで診断がつく.
  [注意] 脳室拡大がすべて水頭症とは限らない.
- 交通性水頭症では通常全脳室が拡大する．非交通性水頭症では通過障害のある部分の近位のみ拡大する．

●看護のポイント

観察事項	観察のポイント
《新生児》 ● 無呼吸，徐脈，痙攣 ● 大泉門の膨隆・張り ● 頭皮の静脈の怒張 ● 嘔気・嘔吐 ● 眼球運動（落陽） **≪幼児・学童≫** ● 頭痛・嘔気，意識障害 ● 行動変化，学業成績低下	● 急速な頭囲の拡大 ● 症状の程度・変化
≪シャント管理≫ ● シャント閉塞 　● 嘔吐，不機嫌 　● 意識障害，活気の低下 ● シャント感染	● 急速な頭囲の拡大 ● 症状の程度・変化 ● チューブ，バルブ周囲の発赤 ● 発熱，局所の腫脹，疼痛

治療
- 脳室腹腔シャント術が最も標準的な治療法である．
- 最近では非交通性水頭症には第3脳室開窓術などの内視鏡手術が選択されることも増えてきている．
- 一時的な治療として，髄液リザーバ設置術や脳室ドレナージ術を行うこともある．

合併症
- シャント感染，シャント機能不全，髄液漏など．
- シャント依存になっている場合，シャント機能不全時に意識障害など急変することもある．

薬剤
- 治療は原則として手術．手術までの対応として浸透圧利尿薬の点滴を行うこともある．

> **ココがポイント！** シャント機能不全の場合，一晩で急変する可能性がある．救急対応が必要なことを忘れずに！

注意
- シャント機能不全により急変の可能性があるため，すぐに対応できるよう準備しておく．
- 術前・術後の子どもの状態観察が必要である．

考えられること	対応
● 頭蓋内圧亢進症状⇒水頭症悪化 ● 落陽現象：眼球運動を支配する中脳が圧迫され，眼球の上転障害を生じ，眼球が自然に下方に偏位すること	● 呼吸・循環状態の観察 ● パルスオキシメータ装着，酸素投与 ● 急変時は，直ちに医師へ報告 ● 頭が大きく，皮膚が薄いため，発赤・褥瘡を起こしやすい．エアマット等で除圧する ● 髄液が流れやすいよう上体挙上（約30°）とする
● チューブの閉塞，屈曲，捻転チューブの脱出など ● 子どもでは脳室側の閉塞などでシャント不全になり，再建術が必要になることが多い	● 定期受診による圧管理

脳・神経疾患

■脳・神経疾患

二分脊椎

病態
- 胎生期における神経外胚葉と皮膚外胚葉との分離障害による.
- 脊髄髄膜瘤に代表される顕在性二分脊椎は胎児期に合併する水頭症の精査を契機に超音波で発見されることが多い.
- 脊髄脂肪腫に代表される潜在性二分脊椎は臀部の隆起や仙尾部皮膚陥凹などの外表所見から発見されることが多い.

検査と診断
- MRI:障害されている脊髄および神経根の病態を詳細に把握することができる.
- CT:二分脊椎となっている脊椎レベルを評価する.
- 顕在性二分脊椎では,水頭症,キアリ奇形2型を高率に伴うため,頭部,頭蓋頸椎移行部も併せて評価する.

● 看護のポイント

観察事項	観察のポイント
● 膀胱機能障害の有無 　● 排尿回数,尿量,性状,自己導尿の実施 ● 直腸機能障害の有無 　● 便秘・失禁の有無,便意	● 尿路感染 　● 腎盂炎,腎盂腎炎,水腎症 　● 二分脊椎の90%以上は,神経因性膀胱を生じ,泌尿器科的管理を要する
● 運動機能と知覚障害 　● 下肢の動き,自動・他動運動 　● 足や膝の変形 　● 股関節の脱臼	● 知覚障害があるため,火傷,褥瘡の発生に注意する

治療
- **顕在性二分脊椎**：生後早期（48〜72時間以内）に修復術を行う．水頭症を伴う場合は，髄液リザーバ設置術などの手術を同時に行い，1〜2週間おいて脳室腹腔シャント術を行うことが多い．キアリ奇形は脳幹症状などから手術適応を判断するが新生児期に手術を要することは必ずしも多くない．
- **潜在性二分脊椎**：症候性であれば脂肪腫減量と脊髄係留解除を目的に手術を行う．無症候性の場合，予防的手術の意義に関しては有効とするものもあるが評価は一定していない．

合併症
- 下肢運動感覚機能障害，膀胱直腸障害など．
- 脊髄空洞症を伴うこともある．
- 術後長期間を経過してから再係留による症状をきたすこともあるため，定期的な経過観察は欠かせない．

> **ココがポイント！** 程度の差はあるが歩行障害や排尿障害を伴うことが多いため，関係各科医師間の連携と看護師による生活指導が重要！

注意 脳神経外科，小児外科，泌尿器科，整形外科，リハビリテーション科の医師，看護師，臨床心理士，理学療法士，医療ソーシャルワーカーなどの医療者と子ども・家族との連携が要請される．

考えられること	対応
● 泌尿器系や大腸の運動感覚神経が障害されている	● バイタルサインの観察 ● 用手排尿 ● 残尿があれば，導尿を行う ● 便秘があれば，浣腸を行う ● 家族への指導
	● 装具の装着 ● リハビリテーション ● 家族への指導

脳・神経疾患

■耳鼻科疾患
アデノイド・扁桃肥大

病態
- 咽頭にはリンパ組織が広く分布し，この部分をワルダイエル咽頭輪という．このうち上咽頭には咽頭扁桃，中咽頭には口蓋扁桃がある．一般に口蓋扁桃の肥大を扁桃肥大といい，咽頭扁桃の肥大をアデノイドという．
- 咽頭扁桃は3～6歳で生理的に最も肥大し，口蓋扁桃はそれに1～2年遅れて肥大する．その後は次第に退縮し，青年期にはほとんどみられなくなる．
- アデノイドは鼻呼吸障害および耳管咽頭口の閉塞による症状を起こし，口蓋扁桃肥大は咽頭の閉塞症状を生じる．

症状
① 鼻閉，口呼吸，いびき，睡眠時無呼吸，夜尿．重症の場合は陥没呼吸，胸郭変形，右心不全．
② 構音障害（声がこもってはっきりしない）．

●看護のポイント

観察事項	観察のポイント
● 呼吸状態 ● 耳痛	● いびき　● 無呼吸，異常呼吸 ● 鼻閉　● 難聴
《術後》 ● 出血 ● 呼吸状態 ● 疼痛	● 量と性状 ● 唾液の性状 ● いびき ● 無呼吸，異常呼吸 ● 嚥下痛 ● 食事摂取量

病態
③嚥下障害(食事に時間がかかる．よだれが多い〈乳幼児〉)．
④アデノイド顔貌(鼻唇溝は消失し，しまりのない顔になる)．
⑤滲出性中耳炎，反復性中耳炎．鼻・副鼻腔炎．

検査と診断
- **画像診断**：アデノイド・扁桃肥大の単純X線(顔面側面)を図1に示す．
- **視診**：扁桃肥大は視診により診断できる．前口蓋弓をわずかに超えるⅠ度から，両側の扁桃が正中で接触するⅢ度まで分類される．

■図1　顔面側面X線(5歳男児)
★はアデノイド，→は口蓋扁桃

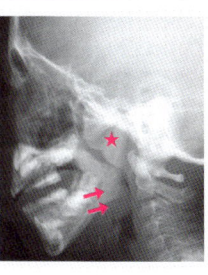

治療
- アデノイド・扁桃肥大で睡眠時呼吸障害や嚥下障害などの症状があれば手術(アデノイド切除・口蓋扁桃摘出)の適応となる．

> **ココがポイント！** 乳幼児の睡眠時無呼吸で，高度なアデノイド・扁桃肥大を伴う場合は手術が第一選択！

注意　術直後・術後1週間前後の時期は，出血に注意する．

考えられること	対応
●睡眠時無呼吸 ●滲出性中耳炎	●夜間の呼吸状態の観察 ●気道閉塞時は，体位調整・肩枕などによる気道確保を行う
●術後出血 ●術直後は創部の腫脹により一時的に睡眠中の呼吸状態が悪化する ●疼痛による食事量の低下	●確実な止血剤の投与と十分な観察 ●術後1週間は入浴は禁止し，清拭・シャワー浴とする ●気道閉塞時は，体位調整・肩枕などによる気道確保を行う ●鎮痛薬にて疼痛コントロール ●柔らかい食事内容の提供 **注意** 柑橘類の摂取は創部の刺激となるため避ける

耳鼻科疾患

■耳鼻科疾患
中耳炎

病態
- 中耳炎は，急性中耳炎，滲出性中耳炎，慢性中耳炎に分類される．原因は鼻やのどについた細菌やウイルスである．
- **急性中耳炎**：中耳に急性の炎症が起こっている状態．罹患率は高く，1歳までに6割，3歳までに8割がかかるといわれている． 症状 ●耳痛 ●耳漏 ●発熱
- **滲出性中耳炎**：中耳（鼓室）に液体が溜まっている状態．急性中耳炎では急性炎症の症状があるが，滲出性中耳炎ではそれらがみられないことで区別する．3歳以下の幼小児に多いが，あまり症状が出ないため気づかれにくく，5歳前後で医療機関を受診することが多い． 症状 聴力の低下など
- **慢性中耳炎**：鼓膜に穴があいている状態．
  症状 ●難聴 ●耳漏 など

診断
- 拡大耳鏡や顕微鏡により鼓膜所見を観察して診断する．
- その他：聴力検査，ティンパノメトリ（滲出性中耳炎），耳

●看護のポイント

観察事項	観察のポイント
●疼痛 ●難聴	●耳痛 ●耳漏 ●耳をしきりに触る ●呼名や音への反応の有無 ●テレビの音量
《術後》 ●創部 ●疼痛	●創部の綿球の汚染の有無 ●耳漏 ●めまい ●バイタルサイン ●耳を触る動作があるか ●啼泣

診断 漏の細菌学的検査（急性中耳炎，慢性中耳炎），側頭骨CT検査（慢性中耳炎）がある．

治療
- **急性中耳炎**：抗菌薬治療，鎮痛解熱薬，点耳薬，鼓膜切開など．反復性中耳炎では鼓膜チューブ留置を行うこともある．小児の急性中耳炎では，耐性菌の増加が問題となり，抗菌薬の適正使用により耐性菌の増加を防ぐために2006年に「小児急性中耳炎診療ガイドライン」が公表された．
- **滲出性中耳炎**：鼓膜切開，鼓膜チューブ留置，アデノイド切除，耳管通気，鼻疾患の治療，抗菌薬治療など．保存的治療で改善しない場合は，鼓膜チューブ留置の適応となる．
- **慢性中耳炎**：抗菌薬治療，点耳薬，鼓室形成術など．感染に対して保存的治療を行い，さらに手術により鼓膜穿孔の閉鎖，中耳病変の除去，聴力改善を行う．

> **ココがポイント！** 中耳炎を繰り返す場合は，手をこまめに洗う，むやみに人混みに出かけない，帰宅後にうがいをするなど，一般的な感染予防を実施する！

注意
- 寛解後も再燃することが多い．
- 継続した観察と治療の必要性を十分に説明し理解を得る．

考えられること	対応
● 中耳伝音障害	● 鼻をかむときは静かに片方ずつゆっくりかむように指導する
● 出血 ● 感染徴候	● 綿球が汚染している場合は，すみやかに交換する ● 鼻を強くかまないように指導する ● 入浴時・洗髪時は，耳に水が入らないように注意する ● 水泳時（水中に潜るのは禁止）は防水性の耳栓を着用する

耳鼻科疾患

腎・泌尿器疾患
尿路感染症

病態
- 細菌またはウイルスによる尿路の炎症性疾患．部位により上部尿路感染症（急性腎盂腎炎）と下部尿路感染症（膀胱炎）に分けられる．
- **上部尿路感染症**：発熱，炎症反応の上昇などを認める．叩打痛（CVA tenderness）を認めることもある．
- **下部尿路感染症**：発熱は少なく，排尿痛や頻尿などの膀胱刺激症状が主な症状．細菌感染症はグラム陰性桿菌が多く，なかでも大腸菌が最も多い．
- 乳幼児の尿路感染症は通常有熱性のものを指すため，以下，上部尿路感染症について解説する．

検査と診断
- 血液検査，尿検査，腎エコー．
- 炎症反応（CRPなど）の上昇，有意な細菌尿（$>10^5$/mm^3），膿尿により診断．
- 尿培養検体は，乳幼児であれば導尿で採取するのが望ましい．

●看護のポイント

観察事項	観察のポイント
● 全身状態 ● 尿検査 ● 超音波検査	● 発熱 ● 嘔気・嘔吐，哺乳不良 ● 不機嫌，倦怠感 ● 尿が臭い，排尿時痛 ● 混濁尿，膿尿 ● 尿路系の異常，残尿
《治癒後》 ● 受診状況 ● 排尿時膀胱尿道造影検査（VCUG）	● 定期受診，内服継続 ● 生活習慣，清潔習慣 ● 再発の有無，頻度 ● 膀胱尿管逆流症の有無，程度

検査と診断
- 年長児の場合は,不安定膀胱などの膀胱機能障害が潜んでいることがある.排尿習慣などの詳しい問診が重要.
- 治癒後,排尿時膀胱造影を施行して,膀胱尿管逆流症や尿道病変の有無の精査を行う.

治療
- **全身状態不良**:入院して抗菌薬の静注が望ましい.
- **全身状態良好**:抗菌薬の内服から開始してもよい.
- **薬物療法**:通常セフェム系.腸球菌を疑う場合は,ペニシリン系.
- 治療期間は10日〜2週間.

合併症
- 敗血症
- 腎膿瘍

薬剤
- 静注:セフメタゾール,セフォチアム,セフォタキシムなど.
- 内服:セファクロル,ST合剤,ノルフロキサシンなど.

> **ココがポイント!** 乳幼児の発熱で原因がはっきりしないときは,尿路感染症を疑って尿検査を行う!

注意
- 子ども(特に乳児)の尿路感染症は,無症候性であることが多く,不明熱などを契機に発見される.
- 膀胱炎は発熱がないことが多く見逃されやすい.

考えられること	対応
● 上部尿路感染症では,発熱,不機嫌,嘔吐,下痢,倦怠感(乳児では哺乳不良)など非特異的な症状を示す ● 生後6か月までは,生理的に尿路感染を起こしやすい	● 抗菌薬の経静脈投与あるいは経口投与 ● 対症療法 ● まめな水分摂取を促す ● 水分が飲めなければ輸液療法
● 半年以内は再発しやすい ● 不衛生な生活習慣や,水分不足による尿量減少から再発しやすくなる ● 便秘は残尿の要因となる	● 再発防止に向けて摂取や排泄習慣の評価,指導 ● 適切な陰部の清潔ケアを指導 ● 発熱があれば24時間以内に尿検査を受けるよう家族に説明 ● 予防的内服がある場合,内服の継続の重要性について説明

腎・泌尿器疾患

腎・泌尿器疾患
急性糸球体腎炎

病態
- 浮腫,乏尿,高血圧,血尿,蛋白尿が突然に出現する腎炎.
- 溶連菌感染後1〜3週後に発症することが多く,比較的軽症で自然軽快する.通常,蛋白尿は1〜2か月で消失するが,血尿の消失までは数か月を要することもある.重症例では稀に高血圧性脳症や急性腎不全を呈し,透析を必要とする.

検査と診断
- 血液検査,尿検査,咽頭培養,腎エコー.
- 血清補体価(C_3またはCH_{50})の低値.
- 腎機能(BUNやCr)の上昇(正常〜高度上昇).
- 溶連菌に対する抗体(血清ASO,ASK)の上昇.
- 血尿・蛋白尿(軽度〜高度までさまざま).
- 原則的に腎生検は行わない.

治療
- 腎炎そのものに対する治療法はないが,急性期を乗り切れば後遺症を残すことなく治癒する.

●看護のポイント

観察事項	観察のポイント
・三大主徴 　●血尿　●浮腫　●高血圧 ・全身倦怠感,発熱,食欲不振,嘔気・嘔吐,腹痛,体重変動	・症状の出現時期・変化 ・血液・尿検査データ
・高血圧性脳症 　●頭痛,不機嫌,嘔吐,意識混濁,痙攣	・バイタルサインの変化 ・症状の増悪
・治療への適応過程とストレス ・子どもの活動性や食事制限に対する対応・行動 ・内服状況 ・安静・活動	・食事制限によるストレス ・食事摂取量 ・治療が受け入れられているか ・子どもや家族の言動

治療
- 溢水症状や高血圧が著明であれば入院治療が望ましい．安静，水分・塩分制限，薬物療法（利尿薬や降圧薬）を行う．著しい高血圧がなければ，運動制限，食事制限は軽度でよい．
- 腎機能障害が高度であれば蛋白制限食とする．
- 利尿期に入り，浮腫や高血圧が改善したら，すみやかに食事制限を解除し，利尿薬や降圧薬も中止する．

  注意 高血圧は通常1～2週間で改善する．不必要に水分制限や塩分制限を続けると腎機能の回復が遅れることがある．

合併症
- 高血圧性脳症
- 急性腎不全

薬剤
- ニフェジピン（セパミット®R）
- フロセミド（ラシックス®）

> **ココがポイント！** 2か月経っても血清補体価が回復しない場合は，慢性腎炎を疑い，腎生検を検討！

注意
- 血尿，浮腫，高血圧の三大主徴や他の異常所見の早期発見と腎炎の程度・経過を見極め，増悪や再燃・再発を予防することが大切．
- 安静，食事療法が治療の中心であるため，日常生活上の制限は子どもにとって苦痛のみでなく成長発達の障害にもなる．

考えられること	対応
● 症状改善の徴候は尿量増加，体重減少，浮腫の軽減 ● 利尿により血圧は安定する場合がある	● 症状が悪化した場合は，早急に医師に報告する
● 毛細血管の透過性亢進による脳浮腫と血管の攣縮による脳虚血で発症する	● 高血圧性脳症が起きた場合は，痙攣時の対応に備える（p.48参照）
● 入院や食事制限，運動制限など，環境が変わることによっても不安やストレスが生じる ● 安静により腎血流量が維持され，腎臓の負担が軽減する	● 入院や治療への適応過程を観察し，子どもや家族の体験を理解して援助を行う ● 子どもの年齢に応じたインフォームドコンセントが必要 ● 保温を行い，腎血流量を保つ

腎・泌尿器疾患
ネフローゼ症候群

病態
- 大量の持続性蛋白尿と続発する低蛋白血症が特徴的な病態診断名で,しばしば浮腫,高脂血症を伴う.現在,病因不明.
- 蛋白尿は糸球体毛細管壁の透過性亢進によると考えられる.
- 年間,小児10万人に対し2〜5人が発症するとされている.浮腫,乏尿などの症状で発見されることが多い.
- 約90%は原因不明な一次性(特発性)ネフローゼ症候群であり,その約80%が微小変化型ネフローゼ症候群である.
- 一次性ネフローゼ症候群の約80%はステロイド感受性で,約20%がステロイド抵抗性である(**表1**).

■表1 小児ネフローゼ症候群の病型

1. ステロイドに対する反応性の評価
プレドニゾロン60 mg/m²(2mg/kg標準体重に相当,最大量80mg/日)の分3連日4週間投与で蛋白尿が消失する場合をステロイド感受性,消失しない場合をステロイド抵抗性とよぶ ● ステロイド感受性:30〜40%が頻回再発型ネフローゼ症候群やステロイド依存性ネフローゼ症候群となる ● ステロイド抵抗性:腎不全に進行する可能性がある
2. 頻回再発型ネフローゼ症候群の定義
初発時より6か月以内に2回以上,あるいは任意の1年で4回以上再発する場合
3. ステロイド依存性ネフローゼ症候群の定義
ステロイド治療中あるいはステロイド中止後2週間以内に2回連続して再発する場合

●看護のポイント

観察事項	観察のポイント
● バイタルサイン,血圧 ● 全身症状の観察 　● 浮腫・in・outバランス 　● 摂取カロリー,蛋白量 　● 活動性,機嫌	● 循環動態の安定 ● 症状の程度と経過の把握 　● 浮腫の出現部位,体位,体重 　● 尿量,飲水量 　● 食事摂取量,食事内容 　● 食欲不振,倦怠感

検査と診断

- ISKDC（国際小児腎臓病研究班）の診断基準を用いることが多い．
- 以下の2つの基準を満たせば診断できる．
- ①**蛋白尿**：尿蛋白量は40mg/m^2/時以上．
- ②**低アルブミン血症**：血清アルブミン量2.5g/dL以下．

治療

- 微小変化型ネフローゼが疑われる場合は，ステロイド（プレドニゾロン）を投与する．
- 頻回再発型ネフローゼ症候群やステロイド依存性ネフローゼ症候群に対しては，シクロスポリン，シクロホスファミドなどの免疫抑制薬が投与されることが多い．

合併症

- 循環血漿量の低下に伴うショック．
- 血液凝固能亢進に伴う腎静脈血栓，脳血栓などに注意．

薬剤

- ステロイド，シクロスポリン，シクロホスファミドなど．
- ①**ステロイドの副作用**：成長障害，肥満，糖尿病，白内障，緑内障，高血圧，骨粗鬆症など．
- ②**シクロスポリンの副作用**：腎毒性，高血圧，脳症，多毛，歯肉肥厚など．
- ③**シクロホスファミドの副作用**：骨髄抑制（白血球減少），肝機能障害，脱毛，出血性膀胱炎，性腺障害（無精子症）など．

> **ココがポイント！** ネフローゼ状態では一般に循環血漿量が低下しているので，水分制限はすべきではない！（高血圧や心拡大がないことを確認する必要あり）

注意
- 入院が長期におよぶことが多いため，子どもの成長段階を評価しながら，成長発達を考慮した看護を行う．
- 血圧上昇，腎不全，尿毒症に進展する場合があるので再発の予防，症状の早期発見に努める．

考えられること	対応
●浮腫：尿中の蛋白の漏出に伴い，低蛋白血症が進むと現れる．眼瞼，四肢に現れやすく，重症例では胸水・腹水となる	●子どもの訴えは非定形的であることが多いため，全身状態の観察を十分に行う
●高脂血症：肝臓での蛋白質合成の際に脂肪に合成される	●スキンケアと皮膚損傷防止
	●生活制限や安静，食事療法の必要性について指導を行う

●ネフローゼ症候群—看護のポイント（つづき）

観察事項	観察のポイント
●尿検査 ●血液データ	●尿蛋白量（<40mg/㎡/時） ●血清アルブミン値（>2.5g/dL）、血清蛋白、コレステロール、凝固能、電解質
●感染徴候	●発熱、嘔吐・下痢、皮膚、外陰部、感冒症状、排尿時痛など
●循環動態	●血圧低下、顔面蒼白、末梢冷感、頻脈、腹痛、下痢
●意識状態・神経症状	●突然の状態変化、麻痺、意識障害
●治療薬の副作用	●ステロイド 　●ムーンフェイス、体重増加、多毛、食欲不振、食欲亢進、情緒不安定、高血圧、高血糖、易感染状態、挫瘡、成長障害、白内障 ●免疫抑制剤 　●多毛、血圧上昇、腎障害、易感染
●子ども・家族の不安	●苦痛の訴え、頻度、行動の変化、制限の程度、過去の経験、病気の理解
●退院後の生活にむけて 　●生活パターン、社会参加 　●年齢、自己管理能力 　●成長発達段階 　●治療・内服への参加状況	●集団生活の有無、運動量 ●生活パターンは規則的か ●バランスのとれた食生活か ●入院中の様子 ●治療の内容と参加状況

考えられること	対応
●尿中に多量のグロブリンも漏出するため易感染状態である ●免疫抑制療法中 ●循環血漿量減少：低アルブミン血症により水分の血管外漏出が起こり血管内脱水となる．循環不全を起こすことがある ●血液濃縮，凝固能亢進により，血栓を起こしやすい	●手洗い，マスク装着など感染防止対策を指導 ●入院環境の整備 ●急変への準備・対処
●ステロイドの副作用を気にして内服を自己判断で中止する場合がある ●副作用によるボディーイメージの変化に伴うストレス ●頻回再発型，ステロイド抵抗性の場合に2年を目途に使用	●薬物療法への理解，定期内服が行えているか評価 注意 ステロイド自己判断での中止により，症状を悪化させることも説明する ●定時内服，規則正しい食生活 ●定期健診で血中濃度の管理が必要であることを説明 ●生ワクチン接種禁忌
●身体症状や再発などで不安を抱きやすい ●入院環境や制限により情緒的な反応を生じる	●安静や食事制限による子どもの情緒的反応を観察し，遊び方や援助方法を工夫する
●子ども・家族の理解度や希望により，薬剤師による服薬指導や栄養士による栄養指導も活用する ●学校生活は段階的に再開	●退院指導 　●定期的な受診や治療継続の必要性について説明 　●自己管理ノートの作成：尿量，飲水量，尿蛋白，体重などの記録 　●自宅での感染防止指導 　●予防接種について確認

腎・泌尿器疾患

■腎・泌尿器疾患

水腎症

病態
- 腎盂尿管移行部狭窄により腎盂・腎杯が拡張した状態を指す.
- 狭窄が強い場合,腎盂・腎杯内の圧力が上昇し腎機能障害が生じる.尿路感染の併発があれば状況はさらに悪化.
- 妊娠中の胎児超音波検査による出生前診断により発見されることが最も多い.その他,尿路感染,腹部腫瘤,血尿,腹痛で発見される.

検査と診断
- **超音波検査**:腎盂・腎杯の拡張があり,尿管拡張がなく,排尿時膀胱尿道造影で逆流がなければ水腎症と診断.拡張は超音波所見により分類される(**図1**).
- 閉塞の程度はMAG3を用いたラジオアイソトープ(RI)検査で診断.腎機能評価にはDMSAを用いたRI検査.
- 形態を正確に把握するときはMRI検査.

治療
- 逆行性造影で狭窄の部位,数,形態を把握.手術は狭窄部を切除後,腎盂尿管吻合術を行う.
- 吻合部の通過性が良好となるには2か月程度を要する.その

●看護のポイント

観察事項	観察のポイント
● 血尿・腹痛・尿路感染の有無 ● 超音波,造影検査データ	● 症状の有無 ● 尿路の狭窄部位・程度 ● 腎機能
《術後》 ● 全身状態 ● 創部・ドレーン管理	● バイタルサイン ● 出血,発赤,腫脹,疼痛の有無 ● カテーテル(腎盂・尿道バルーン)の固定状況 ● 尿流出状態

治療

間の腎盂拡張の軽減目的で腎瘻造設や内ステント留置が行われることがある．

- 絶対的手術適応：有症状（尿路感染発症，痛み，血尿など）の水腎症の場合，無症状の場合には拡張が高度でRI検査により腎機能低下が認められた場合．
- 相対的手術適応：腎機能低下が認められない場合でも拡張が長期間改善しない場合．

0度	拡張なし
1度	腎盂の開大
2度	1度より腎盂拡張／腎盂が腎実質の外に及ぶが腎杯拡張なし／腎杯拡張があるがすべての腎杯ではない
3度	すべての腎杯が拡張
4度	腎実質の菲薄化 健常腎の半分以下

■図1 SFU分類

合併症

- 手術直後の合併症として尿路感染，吻合部の尿漏れ，吻合部狭窄などがある．再手術が必要となることは稀である．

> **ココがポイント！** 急性腎不全以外は，術前腎瘻造設適応はない！

> **注意**
> - 過度な運動は避けるようにする．
> - 尿量を保持するため，年齢に合わせた1日目標水分摂取量を指導する．
> - 内服を確実に行うように指導する．

考えられること	対応
● 保存的に経過をみる場合，腎機能の悪化に留意	● 定期受診，予防内服の必要性について家族に説明する
● ドレーン固定を強固にすることでテープによる接触性皮膚炎が起こりやすい ● 創部痛による食事量の減少のため，尿量が維持できないことがある	● 皮膚にあったテープ・皮膚保護材の選択 ● カテーテル管理（逆行性感染に注意） ● 子どもの嗜好に合わせて，飲水量を確保する

腎・泌尿器疾患

■腎・泌尿器疾患
尿道下裂

病態	● 男児の尿道が完全には形成されず，外尿道口（尿が出てくる穴）が陰嚢側にずれて存在する状態（図1）. ● 尿道の形成不全に伴い，ほとんどの症例で陰茎の屈曲，亀頭部の露出が生じる. ● 立位での排尿，性行為を行うことが困難となる.

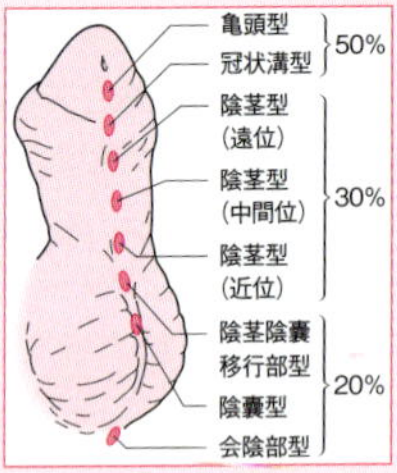

■図1 尿道下裂の分類
正常に尿道が形成された最も遠位の部分で分類する．おおまかな発生頻度を右に示す．

亀頭型／冠状溝型 50%
陰茎型（遠位）／陰茎型（中間位）／陰茎型（近位） 30%
陰茎陰嚢移行部型／陰嚢型／会陰部型 20%

診断	視診により診断する.

治療	● **外科治療**：陰茎屈曲の修正と，正常な位置までの尿道形成．両者を同時に行うのが一期的修復術で，尿道形成を後に行うのが二期的修復術である.

● 看護のポイント

観察事項	観察のポイント
《術前》 ● 排尿状況 ● 排便状況	● 尿勢・尿線 ● 普段の排便パターン
《術後》 ● 全身状態 ● 創部 ● 排尿状況 ● 排便状況 ● 食事摂取量・水分摂取量	● バイタルサイン ● 創部の出血・腫脹・疼痛の有無 ● 腹痛の有無 ● 排便の有無 ● カテーテルの固定状況 ● 尿量・尿の性状の変化 ● 皮膚の異常 ● カテーテル抜去後，尿勢，尿線の観察

> **MEMO**
>
> ### 半陰陽
>
> 尿道下裂と停留精巣の合併症例には，「半陰陽」という性染色体の異常を伴うものがあり，医学的・社会的要因を考慮に入れたうえでの性決定を行わなければならない．新生児を取り扱う医療従事者は，このことを常に心に留め，そのような子どもの親族に対して不用意に「男の子」「女の子」と性を表現する言葉を発してはならない．

治療
- 術後は，尿道カテーテルが留置され，陰茎の出血・浮腫を予防するための圧迫ドレッシングが行われる（一週間程度）．
- 術後管理は，カテーテル管理（屈曲の防止，閉塞時の閉塞解除など）と，局所の安静が重要．歩行可能な子どもでは転倒などによって予期せぬ事態が生じるため，入院中は固定を要することもある．

合併症
- 手術合併症として，尿道皮膚瘻，形成尿道狭窄が代表的．15%程度の割合で発生する．

注意
- カテーテルを留置したまま退院する場合は，管理方法について指導する．
- 退院後初回の外来受診までは，激しい運動は避けてもらう．
- 尿量の減少や血尿の持続がある場合は，早めに受診するように説明する．

考えられること	対応
● カテーテル留置による違和感・ストレスの発生 ● カテーテル閉塞・感染 ● 便秘により，強くいきむことで出血が助長される ● 水分摂取量の減少による尿量の減少 ● 点滴・創部の固定による皮膚トラブル	● カテーテル管理 ● ミルキングは厳禁 ● 定期的に浣腸を行う ● 下剤の投与 ● 子どもの嗜好に合わせ，飲水量を確保する ● スキンケアを確実に行う

腎・泌尿器疾患

運動器疾患
骨折

病態

- 子どもは，骨の性状が大人と異なるため，**表1**にあげたような特徴がみられる．

■表1　小児骨折の特徴

1. 狭義の骨折（骨部分の損傷）のほかに，成長軟骨を損傷する骨端線損傷（または骨端離開）がある．
2. 初期治療で変形を遺残しても，骨端線が保たれていれば成長につれて自然矯正（自家矯正）される．ただし，変形の方向や年齢によっては矯正が乏しい．
3. 骨に弾力性があるため不全骨折がある．若木骨折，膨隆骨折（長軸方向の圧迫により骨表面が隆起する）のほかに，X線検査上では骨折線を認めずに骨幹部がたわむ急性塑性変形がある．
4. 骨膜による骨新生が旺盛である．

- 子どもに多くみられる骨折を**表2**に示す．

■表2　子どもに多くみられる骨折

上腕骨顆上骨折	上腕骨遠位の関節外骨折．正中神経・橈骨神経・尺骨神経・上腕動脈を合併損傷する場合がある
上腕骨外顆骨折	上腕骨外顆を含み，関節内に達する骨折．手術療法を選択することが多い
モンテジア骨折	尺骨骨折と橈骨頭脱臼を合併する損傷．転位型によっては橈骨神経麻痺を合併することがある
橈骨遠位端骨折	骨端離開ばかりでなく，不全骨折である若木骨折，膨隆骨折を含む．自家矯正が旺盛である

検査と診断

- はじめに自発痛や圧痛点の部位を確認することが重要．子どもではコミュニケーションをとりにくいことも多いが，痛みのある手足は動かそうとしないため，左右を比較したり，神経損傷や血管損傷の可能性に留意して，指の動きや色調を観察したりする．
- **X線検査**：骨折部位と転位の程度をみる．子どもは成長に伴い骨化核が出現し，その形状が変化するため，まず，正常像の把握が必要となる（**図1**）．X線検査は正面と側面の正しい2方向で判断する．撮影肢位が不適切と判断したときは再

> **ココがポイント！**
> 前腕の循環障害に続発するフォルクマン拘縮に要注意！　指を他動伸展したときの疼痛がサイン．

検査と診断

撮影を行う．軟部組織や関節包の腫脹にも注意する．
- **関節造影**：軟骨成分の多い関節面の形状をみる．肘周辺の骨折では，軟骨面が多いため単純X線では判断しにくいことがある．
- **CT**：単純X線で骨折の判読が困難な例でも，断層写真では骨折線を認める場合がある．3D-CTでは変形を立体的に把握しやすい．

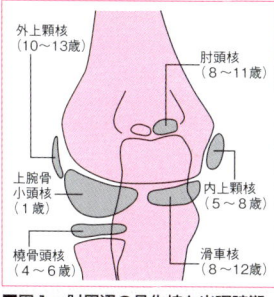

■図1　肘周辺の骨化核と出現時期

外上顆核（10〜13歳）
肘頭核（8〜11歳）
上腕骨小頭核（1歳）
内上顆核（5〜8歳）
橈骨頭核（4〜6歳）
滑車核（8〜12歳）

[注意] 診断時の注意として，被虐待児症候群（児童虐待）の存在を念頭におく．身体的虐待のX線像は，長管骨では発症時期の異なる複数の骨折，多量の骨膜下骨新生である．他には，脊椎接合部近くの肋骨骨折や棘突起骨折が特徴的部位．

治療
- 保存療法（外固定，牽引療法）と手術療法（内固定，創外固定）がある．

合併症
- 急性期では神経障害や血管障害の有無を観察する．骨端線早期閉鎖に伴う関節変形や成長障害は数年後に問題となる（**表3**）．

■表3　合併症

神経損傷	上腕骨顆上骨折では要注意．正中神経麻痺では母指から環指までの指尖の知覚障害と指屈曲障害を認める．前骨間神経麻痺は，知覚障害はないが，母指のIP関節と示指のDIP関節が曲げられない（OKサインができない）．橈骨神経麻痺の合併では，手関節や指の伸展が困難となる．モンテジア骨折では，橈骨神経麻痺を合併することがある．いずれも数か月で自然に治癒することが多い．しかし，骨折部に神経が絡まっていて観血的治療を要する場合がある
血管損傷	まれではあるが，上腕骨顆上骨折や肘関節脱臼に合併する．橈骨動脈の拍動や手指の色調，指尖を圧迫した後の色調回復（capillary refill）を観察する

薬剤
- 整形外科領域では，痛み止めとしてのアセトアミノフェンや術後の抗菌薬が使用される程度．

●骨折

●看護のポイント

観察事項	観察のポイント
《全身状態》 ● 疼痛性ショック	
《局所症状》 ● 疼痛 ● 変形 ● 機能障害 ● 異常可動性	● 骨折部に一致する自発痛,局所的な圧痛,運動痛がある
《合併症》 ● 感染 ● 血管損傷 　● フォルクマン拘縮 ● 指尖のチアノーゼ,手指の疼痛,橈骨動脈の拍動の欠如 ● 神経損傷	● 四肢末梢の循環の良否の確認 ● 胸部・骨盤部の骨折は,出血性ショックへの移行に注意する ● 四肢の骨折・脱臼時ははじめに神経麻痺の有無を確認する

> **MEMO**
> **被虐待児症候群を見逃さないためのポイント**
> 1. 本疾患の存在を認識する.
> 2. 詳細な病歴聴取から家庭背景の特異性を察知する.
> 3. 病歴と理学的所見の矛盾を見抜く.
> 4. 特徴的なX線所見を認識する.

注意	・子どもの骨はまだ成長過程にあるため，骨端板（成長板）への損傷を避けるために手術よりもギプスや牽引による治療が行われる． ・合併症の徴候を早期に発見できるよう注意深く観察する．

考えられること	対応
	・骨折部の保持，外固定
・骨折端の転位による変形を生じ，時間の経過とともに腫脹を生じてくる ・骨折部位は機能障害を示す ・完全骨折では骨の連続性を断たれるため，骨折部に異常可動性を生ずる	・熱感が生じてくるため，冷却する
・開放骨折では局所の直接感染が多く，四肢末梢では皮下に骨があるため骨髄炎の危険性が大きい ・骨盤骨折などでは，総腸骨動脈損傷などにより致命的となることがある ・子どもに多発する上腕骨顆上骨折では，上腕動脈損傷によって起こるフォルクマン拘縮が有名．手の機能がほぼ全廃する例がある	・創部の観察 ・早期のブラッシング，デブリドマンが必要 ・破傷風トキソイドの予防接種

運動器疾患

■運動器疾患
先天性股関節脱臼

病態
- 乳児健診時の股関節開排制限,または歩行開始後の跛行で発見されることが多い.
- 病因は以下のとおり.
  - **遺伝性**:遺伝子異常,他の奇形の合併など,極めて稀.
  - **子宮内での2次的因子**:骨盤位,妊娠末期から分娩時にかけて膝伸展位であるときなど.
  - **生後の環境**:最も重要.胎児は膝,股関節屈曲位であり,新生児は母体由来のリラキシン,プロゲステロンなどによる弛緩性があり脱臼しやすい.伸展位にすると,腸腰筋,膝屈筋群の緊張により股関節を脱臼させる方向に力が働く.

検査と診断
- **臨床所見**:股関節開排制限,大腿皮膚溝の非対称,Allis徴候,股関節のクリックサイン,大転子の後方移動など.
- **超音波検査**:新生児,乳児では大腿骨頭が未骨化の状態であるため,単純X線より描出性にすぐれる(図1).
- **単純X線検査**:生後3か月以降の大腿骨頭核出現後に有用.
- **その他**:関節造影,MRIなど.

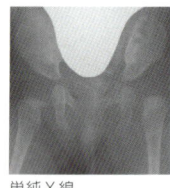

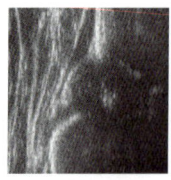

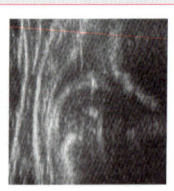

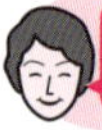

| 単純X線 | 超音波(右:正常) | 超音波(左:脱臼) |

■図1　左先天性股関節脱臼(5か月の女児)

治療
- 各種治療体系が存在する.
- 治療開始時の月齢による治療体系(国立成育医療センター,2008年2月現在)は以下のとおり.
  - **リーメンビューゲル法**:生後3〜7か月の乳児に対して行

> **ココがポイント!** 成因として,新生児・乳児の股関節の管理により発生するものが多いといわれている!

治療

われる装具治療.

- **徒手整復**：リーメンビューゲル整復不能例または生後8か月〜2歳前頃までの子どもに行われる．関節造影後に全身麻酔下で行われる．整復前は牽引，整復後は体幹〜下腿ギプス固定，その後数か月間の股関節外転装具により維持される．
- **観血整復**：徒手整復での整復不能例または年長例に行われる．整復後は臼蓋形成不全を遺残することがあり，骨盤骨切り術などが行われる．

注意 新生児・乳児の股関節を伸展位のまま運動しにくくするような衣服の着用や，抱き方をしないようにする．（図2）

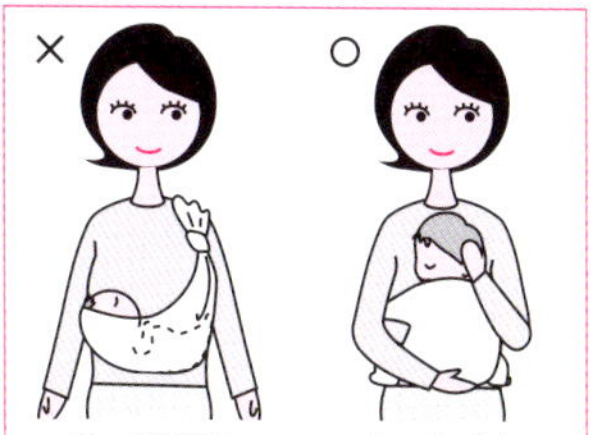

悪い抱き方
股関節伸展位での
横抱き

良い抱き方
股関節開排位での
縦抱き

■図2 良い抱き方と悪い抱き方

合併症

- **骨頭壊死**：骨頭変形，大腿骨成長障害を遺残することがある．
- **臼蓋形成不全**：高率に発生．長期の経過観察を要し，発生時は補正手術を行う．

MEMO
先天性股関節脱臼の発生率

- **発生率の地域差と季節性**：過去ヨーロッパ北部ラップランド地方，アメリカインディアン，日本の東北地方に多く発生．これらの地域では，股関節を伸展位で巻きつけるおむつを使用する習慣があった．特に冬季は股関節を伸展位のまま綿入れなどで厚くくるむ習慣があったため，この季節に産まれた子どもに多く発生していた．
- 1960年代，京都にて股関節開排位で運動を妨げないおむつの使用，抱き方，衣服の工夫など育児法の改良を呼びかけるキャンペーンがあり，先天性股関節脱臼の発生が10分の1に減少した．その後，全国に拡大し，先天性股関節脱臼は稀な疾患となったが，近年では関心の低下から見逃し例が増加しているといわれている．

●先天性股関節脱臼

●看護のポイント

観察事項	観察のポイント
《装具装着中》 ● 皮膚状態	● 皮膚の発赤の有無 ● 装具にあたっている部位はないか
《牽引中》 ● 皮膚状態 ● 神経圧迫 ● 牽引の角度，包帯のずれ ● 患肢の状態 ● 環境	● 索引用バンドは1日3回巻き直しをしているか ● 良肢位か（外転位が保たれているか） ● 子どもの機嫌や発達
《ギプス装着中》 ● 循環障害 ● 神経麻痺 ● 褥瘡 ● 瘙痒感・汗疹 ● 日常生活動作の障害	● 循環障害による固定部位末梢の浮腫，冷感，疼痛，チアノーゼに注意する ● しびれなどの違和感を早期に発見する ● 胸部や陰部，臀部の褥瘡の有無 ● 悪臭や皮膚の発赤の有無

注意	・小児整形外科における最も代表的な疾患である．生後3〜4か月頃に発見されることが多い． ・乳児期前後の子どもは，痛みや皮膚の異常があっても言葉で表現できないため，注意深く観察する必要がある．

考えられること	対応
●圧迫により褥瘡になる危険性がある	●皮膚の状態によっては，装具の修正が必要となる
●子どもは皮膚が弱いため，発赤や水疱形成を生じやすい ●長期安静臥床が続き，刺激が少ないと，成長発達が促されなくなる可能性がある	●皮膚の異常があれば，ガーゼやフィルムドレッシング剤などを貼り保護をする ●必要時は軟膏処置を行う ●股関節脱臼の整復が容易にできるよう良肢位を保持するなどの支援をする
●ローレンツ型開排ギプス（図1）や体幹ギプスの場合，胸部や陰部，臀部がギプスによる圧迫を受け，褥瘡になりやすい ●便や尿の排泄によりギプス内が汚染され，悪臭を放ったり，皮膚が発赤したりする ●運動制限のために欲求不満が生じている可能性がある ■図1　ローレンツ型開排ギプス	●必要により圧迫部位のギプスを医師にカットしてもらい，清潔に保ち，アイスノンなどでクーリングする ●痒みなどを伴う場合は，クーリングだけではなく気分転換も必要である ●ギプスカット面に防水の工夫をする（テープを張り汚染時に交換したり，辺縁部にビニル袋を使用したりするなど） ●排泄介助がしやすいように分割ベッドを使用する ●腕や手を使った遊びやベッド上での散歩などにより気分転換を図る

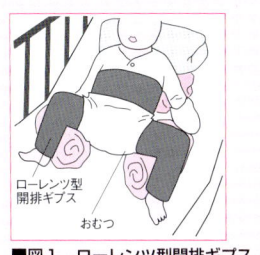

運動器疾患

■運動器疾患
内反足・外反足

病態

- 足部の内外反変形を呈する疾患には，先天性内反足，先天性中足骨内反，先天性垂直距骨，先天性外反踵足などの先天性足部変形，麻痺性足部変形，下腿や足部の骨性異常による足部変形，その他，外反扁平足などがあげられる．

1. 先天性内反足：変形要素は足部の尖足，内転，内反および凹足変形で把握され，各変形要素に拘縮がある．

2. 先天性中足骨内反：前足部のみ内転する変形拘縮．足全体が内反足類似の内がえし位をとるものもある．

3. 先天性垂直距骨：後足部の尖足変形と前足部の外転背屈変形を伴う稀な変形拘縮．放置しても歩容に与える影響は軽度だが，足部痛の原因となり得る．

4. 先天性外反踵足：足全体が背屈した踵足変形．単に過度に背屈するだけのものから，背屈時足背が下腿に接触する重度のものまである．

5. 麻痺性足部変形
- 痙性または弛緩性麻痺，神経筋疾患による下腿，足部の筋力不均衡によりさまざまな足部変形が発生する．

6. 外反扁平足
- 関節弛緩，筋力低下により荷重時の足部外反または回内変形．年少時は変形に拘縮はないが，有痛性の外反扁平足に発展するものもある．

検査と診断

1. 先天性内反足：変形は外見上明瞭．徒手矯正操作により各変形要素，特に尖足の拘縮を確認する（図1）．

単純X線

■図1 先天性内反足

2. 先天性中足骨内反：徒手矯正操作により後足部に尖足拘縮がないことで，内反足と鑑別する（図2）．

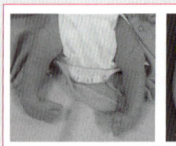

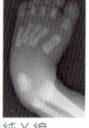

3. 先天性垂直距骨：徒手矯正操作により後足部の背屈と前足部

> **ココがポイント！** 足部変形は基礎疾患や拘縮の有無などによりさまざまに分類される．

検査と診断

の底屈制限を確認する．側面X線検査では距骨が垂直となる（図3）．

4. **先天性外反踵足**：踵足変形と，過背屈，底屈制限の徒手的な検査による（図4）．
5. **麻痺性足部変形**：基礎疾患の種類，足部変形の程度などに応じて徒手的な拘縮の検査，X線の他，CT，MRIが有用となることもある（図5）．
6. **外反扁平足**：拘縮は存在せず，弛緩性の亢進を確認する．

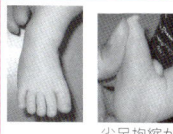

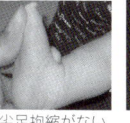

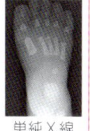

■図2 先天性中足骨内反（尖足拘縮がない／単純X線）

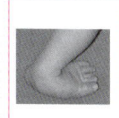

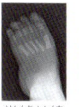

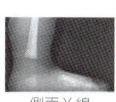

■図3 先天性垂直距骨（単純X線／側面X線）

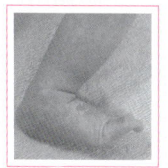

■図4 先天性外反踵足

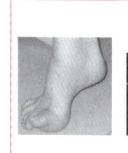

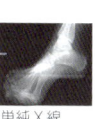

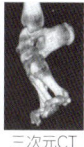

■図5 麻痺性足部変形（シャルコーマリートゥース病）（単純X線／三次元CT再構築像）

治療

1. **先天性内反足**
- できるだけ早期にギプス矯正を行う．矯正は尖足以外の各変形要素を同時に矯正し，尖足のみ最後に矯正するが，その際，多くはアキレス腱の皮下切腱を要する．
- ギプス矯正後の維持には，足部外転位で両側を棒で連結した靴型の装具を用いる．年長例，再発例では腱移行，各種骨切り，関節固定などによる矯正が行われることもある．

2. **先天性中足骨内反**
- 保護者による外転矯正のマッサージのほか，前足部を外転位で固定するスポンジシーネなどによる矯正が行われている．基礎疾患を伴う変形拘縮の強いものではギプス矯正，中足骨骨切り術が行われることもある．

> **ココがポイント！** 内反足では矯正による医原性の変形に注意する！

運動器疾患

治療

3. 先天性垂直距骨
- 早期に前足部の背屈に対してギプス矯正を行い、矯正後はアキレス腱の皮下切腱を行い、ギプス固定する。この際、距舟状骨関節をワイヤーにて内固定する。その後の維持は中足部を底屈させた装具による。

4. 先天性外反踵足
- 自然寛解または保護者による徒手矯正のみで矯正される。

5. 麻痺性足部変形
- 状態、経過などに応じて保存的または観血的治療が行われる。

6. 外反扁平足
- 素足で活発に運動させて足部の筋力強化を推奨する。基礎疾

●看護のポイント

観察事項	観察のポイント
《矯正ギプス中》 ● 循環障害 ● 神経麻痺 ● 褥瘡 ● 瘙痒感 ● 日常生活動作の障害 ● 廃用性筋萎縮 ● 関節拘縮	● 矯正を加えながらギプス包帯を行うため、装着直後は圧迫による障害が出現しやすい ● ギプス装着後24時間内は循環障害による固定部位末梢の浮腫、冷感、疼痛、チアノーゼなどに注意する ● しびれなどの違和感を早期に発見する ⇒先天性股関節脱臼（p.212）も参照
《装具装着中》 ● 装具（足部外転装具、靴、副子）の圧迫による皮膚の発赤の有無	● 装具にあたっている部位がないか

| 治療 | 患，経過によってはアーチサポートの使用，有痛性，固縮性になったものは関節固定術が行われることもある． |

合併症

- **先天性内反足**：矯正により医原性の変形を生じることがある．手術療法では，足根骨の変形，足部各関節の拘縮，腱の癒着などがある．
- **先天性垂直距骨**：先天性多発性関節拘縮症など，各種神経筋疾患を基礎疾患として合併していることが多い．
- **麻痺性足部変形**：神経筋疾患などの基礎疾患を合併しているため，再発しやすく，治療抵抗性である．
- **外反扁平足**：家族性関節弛緩，精神遅滞，神経筋疾患などによる場合もある．

> **注意**
> - 1,000人に1人の割合で発生し，男女比は2：1で男子に多く，片側性のものが両側性よりやや多い。
> - 外反足を呈する疾患は多岐にわたるため，ここでは内反足について述べる．

考えられること	対応
● 乳児は言葉によってしびれ感や痛みを訴えられない ● ギプス内に褥瘡ができると，圧迫を取り除きにくく，感染が起こりやすい	● 異常を早期に発見するため，注意深く観察する ● 左記の症状が出現したら，医師へすみやかに報告する
● 圧迫により，褥瘡になる危険性がある	● 皮膚の状態によっては，装具の修正が必要となる

運動器疾患

■悪性新生物
白血病

病態
- 血液細胞由来の悪性腫瘍で急性リンパ性白血病，急性骨髄性白血病，慢性骨髄性白血病などに分類される．
- 発生機序の詳細は明らかでないが，白血病発症に関与する遺伝因子の存在（21トリソミー，ファンコニ貧血など），白血病細胞特有の染色体・遺伝子異常の存在が知られている．
- 発症時の症状は非特異的で多彩であるが，正常造血の障害による症状（貧血，出血傾向）や，発熱の頻度が高い．骨痛，跛行を示すこともある．

検査と診断
- 急性白血病では，骨髄有核細胞の25％以上の芽球を診断基準とするのが一般的である．
- 細胞形態，細胞化学染色，細胞表面抗原解析，染色体，遺伝子解析を併用して白血病細胞を分類診断する．
- 分類診断は予後の予測や適切な治療選択に必須である．
- **急性リンパ性白血病**：診断時の末梢血白血球数＜10,000/mm^{3}の例（白血球増加が明らかでない例）が50％以上であるが，大部分の例で貧血，血小板減少を認める．
- [注意] 中枢神経浸潤，精巣浸潤は低頻度であるが評価（脳脊髄液中の白血病細胞の存在，精巣の無痛性腫大；生検で診断）は重要．
- **慢性骨髄性白血病**：白血球数，血小板数が著増し，フィラデルフィア染色体（9番，22番染色体間の転座）を認める．
- 治療開始前に全身検索を行い，合併症，治療関連毒性を生じうる臓器の評価を行う．

治療
1. 急性リンパ性白血病
- 予後因子（年齢，診断時白血球数，白血病細胞の染色体・遺伝子異常，治療反応性など）によりリスクに応じた治療が選択される（層別化治療）．
- ステロイド（プレドニゾロン，デキサメサゾン），ビンクリスチン，L-アスパラギナーゼ，メトトレキサートなどによる多剤併用化学療法が行われる．

> **ココがポイント！** 長期生存する可能性が高いことを前提とした治療選択，実践が必要！

治療

- 中枢神経白血病の予防を目的に髄注（抗白血病薬を脳脊髄液中に投与），大量メトトレキサート療法．
- 寛解（白血病細胞を検出できない状態）導入療法，強化療法，中枢神経予防治療，維持療法などにより構成される2〜3年に及ぶ長期治療が標準的である．
- フィラデルフィア染色体陽性急性リンパ性白血病，MLL遺伝子再構成を伴う乳児急性リンパ性白血病などの予後不良例には，第一寛解期に同種造血幹細胞移植の適応が検討される．

2. 急性骨髄性白血病

- シタラビン，アントラサイクリン系薬剤（ダウノルビシン，イダルビシン，ミトキサントロンなど），エトポシドなどによる寛解導入療法，引き続き強化療法を4〜6コース行うのが標準的．
- 高リスク群に対しては，第一寛解期に同種造血幹細胞移植の適応が検討される．
- 急性前骨髄球性白血病（M3，APL）では，レチノイン酸（ATRA）による分化誘導療法を併用．DICの合併頻度が高い．
- 21トリソミーでは，新生児期に一過性骨髄増殖疾患（TMD）を合併することがある．TMD既往者の一部は，幼児期に急性巨核芽球性白血病（M7）を発症する．

3. 慢性骨髄性白血病

- 従来，同種造血幹細胞移植のみが根治的治療とされてきたが，イマチニブの導入により治療対応は大きく変化している．

合併症

- 白血病そのものによる合併症と，白血病に対する治療に伴う合併症を生じうる．
- 正常造血の障害による易感染性（好中球，リンパ球減少），貧血，出血傾向（血小板減少）の頻度が高い．
- 白血病に対する化学療法による合併症は使用される薬剤によりさまざまに異なる．多くの抗白血病治療薬に共通する急性毒性は，正常造血の障害（上述），嘔吐，脱毛などである．代表的な治療薬と特徴的な急性毒性については化学療法の項（p.106）を参照．
- 感染症は頻度が高く，時に致命的な合併症となる．適切な予防，治療対応は必須である．
- 疾患，治療に関連する晩期障害（late effect）として，2次性腫瘍，性腺機能障害，成長障害などがあげられる．

●白血病

●看護のポイント

観察事項	観察のポイント
● 発熱　● 呼吸器症状 ● 関節痛　● 出血斑 ● 鼻出血　● リンパ節腫脹 ● 肝脾腫　● 顔色不良 ● 不機嫌　● 体重減少 ● 食欲不振	● 発熱や感冒症状（咳嗽や鼻汁など）がいつから持続しているか ● 出血斑の部位や広がり
《化学療法に伴う症状》 ● 腫瘍崩壊症候群 ● 骨髄抑制 ● 嘔気・嘔吐 ● アレルギー反応，アナフィラキシーショック ● 下痢　　など ⇒他の副作用については化学療法の項（p.107）を参照	● 腫瘍崩壊症候群は，寛解導入療法時に生じやすい 　● 高尿酸血症，高リン酸血症：急性腎不全 　● 高カリウム血症：不整脈 　● 低カルシウム血症：テタニー
《放射線治療に伴う症状》 ● 骨髄抑制 ● 皮膚炎　など	⇒放射線治療の項（p.110）を参照
● 子ども・家族への告知 ● セルフケア支援	● 医師からの説明内容 ● 子ども・家族の希望 ● 子どもの年齢，理解度 ● 家族の協力体制

注意	●確定診断された子ども・家族のショックは大きい． ●治療は長期にわたり，身体的苦痛が大きく，脱毛などのボディーイメージの変化を生じる．身体的苦痛の緩和や精神面・成長発達への援助，家族の支援などが求められる．

考えられること	対応
●白血病細胞の増殖により正常造血が障害されている ●汎血球減少に伴う易感染性，出血傾向，貧血	●発熱時は冷罨法や安静を保てる環境を整える ●身体痛がある場合には，安楽な体位を工夫する
●急速に白血病細胞が崩壊するため生じる	●大量輸液 ●輸液による電解質の補正 ●炭酸水素ナトリウムの投与による尿のアルカリ化 ●アロプリノール投与による尿酸値の低下 ●体重やIN・OUTバランスの測定を行い，医師の指示に従って利尿薬の投与や輸液量の調整を行う ●重症例では血液透析，血液濾過，腹膜透析を行うこともある
●治療や予後への不安	●子どもの年齢や発達段階に応じて病気や検査処置などについてわかりやすく説明する ●家族の意向も尊重し，子どもにとってよい方法を話し合う ●感染や出血予防に留意して日常生活が送れるように指導する

悪性新生物

■悪性新生物
神経芽腫

病態
- 胎児期の神経堤を起源とする悪性腫瘍で，副腎髄質，交感神経節に発症する．
- 乳児期の発症が多く，90％が5歳までに診断される．
- 乳児例では，経過中に腫瘍細胞が分化・成熟し，自然退縮することもある．
- 臨床的に，乳児期に頻度の高い予後良好群と，年長児に頻度の高い予後不良群に大別される．
- **臨床症状**：発症年齢，病変の分布により異なる．新生児・乳児期は無症状で偶然に腫瘍を発見することが多い．多発肝転移例では，腹部膨満と呼吸困難を認めることがある．幼児期以降は，大きな原発腫瘤と多彩な転移症状を認めることが多い．
- **主な転移症状**：リンパ節腫大，骨髄転移による貧血，出血傾向，骨転移による骨痛，眼窩軟部組織転移による眼球突出，脊柱管内への浸潤（dumb bell型腫瘍）による下肢麻痺，頸椎〜上部胸椎周囲腫瘍による神経節圧迫による眼瞼下垂，縮瞳，発汗低下など（Horner徴候）．体重減少，眼球運動異常と小脳失調（オプソミオクローヌス）を認めることもある．

検査と診断
- 確定診断は病理組織診断による．
- 腹部超音波，CT，MRI，MIBGシンチグラフィなどにより，原発腫瘍，および転移病変の評価を行う．
- MIBGはカテコラミン産生細胞に集積するため，神経芽腫に特異性が高く，同シンチグラフィは神経芽腫の診断・評価に有用である．骨髄穿刺，生検により骨髄転移を評価する．
- 大部分の神経芽腫例では，腫瘍細胞が産生するカテコラミンの代謝産物である尿中バニリルマンデル酸（VMA）や，ホモバニリン酸（HVA），血清中の神経特異性エノラーゼ（NSE）が高値を示す．
- 神経芽腫細胞の染色体，遺伝子解析（MYCN遺伝子の増幅など）は予後の予測や適切な治療の選択に重要である．

> **ココがポイント！** 小児神経芽種の予後はリスクにより大きく異なる．適切なリスク判定，治療選択が必要！

検査と診断

- 神経芽腫の国際病期分類を**表1**に示す．

■表1　神経芽腫の国際病期分類（INSS分類）

ステージ1	肉眼的に完全切除された限局性腫瘍．組織学的腫瘍残存は問わない．組織学的に同側リンパ節転移を認めない（原発腫瘍に接していて一緒に切除されたリンパ節は浸潤があってもよい）
ステージ2A	肉眼的に不完全切除の局所腫瘍．腫瘍に接していない同側のリンパ節転移を認めない
ステージ2B	限局性腫瘍で完全または不完全切除．同側リンパ節の腫瘍浸潤あり．対側の腫大したリンパ節の組織学的な転移は認めない
ステージ3	切除不能な正中線を超えた腫瘍．区域リンパ節浸潤は問わない．または対側リンパ節浸潤を伴う片側性腫瘍．または両側浸潤（切除可能）かリンパ節浸潤のある正中の腫瘍
ステージ4	遠隔リンパ節や骨，骨髄，肝，皮膚，または他の臓器に播種しているすべての腫瘍（ステージ4Sと定義されるものを除く）
ステージ4S	限局した原発腫瘍（ステージ1，2A，2B）で，皮膚，肝，骨髄に播種がとどまるもの（1歳未満の乳児限定）

治療

- リスクに応じた層別化治療が行われる．
- 神経芽腫は稀少頻度の難治性疾患であり，臨床試験への参加は治療選択肢の一つである．

1. 低リスク群

- 経過観察，外科的腫瘍摘出，低用量化学療法（ビンクリスチン，シクロホスファミド）などが選択される．

2. 高リスク群

- シスプラチン，アントラサイクリン系薬剤，ビンクリスチン，シクロホスファミドなどによる強力な化学療法，外科的腫瘍摘出，局所放射線治療に加え，自家造血幹細胞移植を伴う大量化学療法，13-シスレチノイン酸による分化誘導療法が併用される．長期生存率は30～40％程度である．
- 薬物治療，外科手術，放射線治療で構成され，腫瘍そのもの，あるいは強力な治療に伴う合併症への対応は必須である．

合併症

- 診断時に腫瘍による臓器（神経，血管を含む）圧迫，浸潤の評価は必須．圧迫などによる障害が存在する場合は，局所放射線治療などの対応を検討する．
- 高リスク群に対する強力な治療においては，化学療法などの

合併症 治療に伴う急性毒性も重篤である．造血障害，およびこれに関連する感染症，使用される抗がん剤によりさまざまな臓器障害を生じる．
- いずれも致命的合併症となりうるものであり，神経芽腫に対する治療は十分な知識と経験を有する医療スタッフ，施設に

●看護のポイント

観察事項	観察のポイント
● 腹部症状 　● 膨満　● 腫瘤 ● 発熱 ● 体重減少 ● 骨痛・関節痛・歩行障害 ● 縦隔原発例では呼吸困難	● 硬く，表面に凹凸があり，腹部正中線を超える腫瘤として触れる
《術後》 ● 創部の状態 ● 発熱	● ガーゼ上の滲出液や出血の有無 ● 創部消毒の際は，発赤・腫脹・滲出液の有無を観察する
《放射線治療に伴う症状》 ● 骨髄抑制 ● 皮膚炎　など	⇒放射線治療の項（p.110）を参照
《化学療法に伴う症状》 ● 骨髄抑制 ● 嘔気・嘔吐 ● 下痢　など	⇒化学療法の項（p.107）を参照

合併症
おいて行われるべきである.
- 強力な治療に関連する晩期障害（late effect）への対応は大きな課題である（白血病の項〈p.219〉を参照）.

薬剤
- 化学療法の項（p.106）を参照.

> **注意**
> - 症状・治療・予後は病期によって異なるため，個々の治療・状況に合わせた看護が必要である.
> - 乳幼児期の発症が多いため，治療に伴う身体的苦痛の緩和だけでなく，成長発達への援助も大切である.

考えられること	対応
● 症状は診断時の年齢や病期，原発部位により異なる	● 腹部膨満に対しては安楽な体位を工夫する ● 呼吸状態が悪化したときは酸素投与を行う
● 創部離開 ● 創部感染	● 創部離開や感染徴候がある場合は，医師へ報告 ● 創部の消毒とともに，必要時は再縫合となる ● 抗菌薬の投与

悪性新生物

染色体異常
21トリソミー（ダウン症候群）

病態
- 21番染色体が過剰な状態にあるため，**表1**のような身体的特徴やさまざまな合併症状を生じる．
- 出生800〜1,000に1の割合にみられる．その頻度は，母親の出産年齢により上昇する．
- 染色体の過剰な状態の多くは配偶子形成時の染色体不分離による突然変異として生じる．

■表1　21トリソミーの代表的な症状

全般	成長障害，低身長，肥満
頭部	短頸，短頭，眼裂斜上，内眼角贅皮，鼻根部平低，遠視，乱視，斜視，中耳炎，難聴
体幹	頸椎不安定症
消化器	新生児黄疸，便秘
循環器	先天性心奇形：心室中隔欠損，心房中隔欠損など
内分泌	甲状腺機能低下症
外性器異常	停留睾丸
神経	筋緊張低下，精神運動発達遅滞

検査と診断
- 染色体検査で診断が確定．染色体分析では21番染色体の全体が3つあるトリソミー型（約95％）や，転座型（約3〜4％），モザイク型（約1〜2％）がある．
- 出生前診断として羊水細胞による染色体分析が実施されることもあるが倫理的な配慮が必要である．

治療
- 染色体の変化に対する根治的治療はなく，合併症への対症療法が必要である．
- 先天性心疾患・消化器疾患は新生児・乳児期に手術が必要な場合もある．
- 本症の診断が確定したことによって合併症治療を変える必要はない．医療機関・療育機関との関わりが必要となる．

合併症
- 先天性心疾患，白血病などは，生命予後に重大な影響がある．
- 消化器疾患，耳鼻科疾患，眼科疾患などさまざまな合併奇形を認めることもある．

> **ココがポイント！** 21トリソミーの生命予後が次第に改善している．療育と医療による継続的フォローが必要！

■**染色体異常**

18トリソミー（エドワーズ症候群）

病態
- 18番染色体が過剰な状態になり，成長障害や発達遅滞，さらに後頭部の突出，指の重なりなどいくつかの身体的特徴が一部または全部が起こる症候群である（**表1**）．
- 出生6,000～8,000に1の割合にみられる．
- 多くは低出生体重児として出生し，その後の身体的・精神的発達も不良である．

■表1　18トリソミーの代表的な症状

全般	子宮内胎児死亡，低出生体重児，体重増加不良
頭部	後頭部突出，小頭症，小眼球症，白内障，眼間開離，内眼角贅皮，小顎
体幹	鳩胸，腹直筋離開，鼠径ヘルニア，臍ヘルニア
四肢	にぎりこぶし（Clenched hands），指の重なり，内反足
循環器	先天性心奇形：心室中隔欠損，弁欠損，動脈管開存など
腎・尿路	馬蹄腎，水腎症
外性器異常	停留睾丸
神経	精神運動発達遅滞，筋緊張低下，痙攣

検査と診断
- 染色体検査で診断が確定．18番染色体のトリソミー型がおよそ8割であるが，モザイク型，重複異数体や転座によるものもある．
- 妊娠中期の胎児超音波所見から，本症を疑う場合がある．

治療
- 染色体の変化に対する根治的治療はなく，合併する先天性心疾患や消化管疾患などへの対症療法や医療的なサポートが必要である．
- 合併症への積極的治療も考慮されるが，出生後1か月に半数，1年以内に9割が亡くなる．慎重な対応が必要である．
- ※『重篤な疾患を持つ新生児の家族と医療スタッフの話し合いのガイドライン』などを参考にされたい．

合併症
- 先天性心疾患は高頻度に存在し，重症度が生命予後に影響する．
- 消化管，呼吸器，泌尿器などさまざまな合併奇形も多い．

> **ココがポイント！** 18トリソミーの予後は不良であり，家族の心理的援助を含めたフォロー計画が必要！

染色体異常
ターナー症候群

病態
- 性腺機能不全や低身長が多い．翼状頸，四肢の浮腫といった身体的特徴の大部分はリンパ管の低形成による浮腫の結果と考えられている．通常，精神発達に問題は生じない（表1）．
- 女児出生1,000に1の割合でみられる．
- 1938年にターナーが最初に報告した．

■表1 ターナー症候群の代表的な症状

全般	低身長，不妊
頭部	高口蓋，短頸，小顎症，毛髪線低位，耳介変形，中耳炎
頸部・体幹	短頸，翼状頸
皮膚	色素性母斑
四肢	外反肘，中手骨，中足骨短縮，リンパ浮腫，過剰皮膚，爪変形
循環器	大動脈縮窄，大動脈二尖弁，高血圧
内分泌	甲状腺機能異常，二次性徴の遅れ，原発性無月経
腎・尿路	馬蹄腎，腎低形成
外性器異常	性腺異形成，子宮の低形成

● 21トリソミー，18トリソミー，ターナー症候群

● 看護のポイント

観察事項	観察のポイント
《21トリソミー》 ● 筋緊張低下	● 哺乳量 ● 排便 ● 活気 ● 呼吸状態 ● 心疾患の有無

検査と診断

- 低身長や無月経などから診断に至る．染色体検査は，診断確定に有用である．
- ターナー症候群には45,Xの核型をもつものが20〜30％程度，他に45,X/46,XXや45,X/46XYなど，さまざまなモザイクやX染色体構造異常による場合がある．
- 外見では診断が困難な場合もあり，染色体検査で初めて判明することもある．性腺機能不全によるゴナドトロピン高値がみられることもある．

治療

- 低身長や性腺機能不全に対して，成長ホルモンや女性ホルモンの補充，骨粗鬆症などの管理が有益である．
- 染色体の変化に対する根治的治療はない．

合併症

- 性腺機能不全，翼状頸，外反肘，低身長などが特徴である．
- 多くの場合，不妊となる．
- 先天性心奇形，腎奇形を合併することもある．

> **ココがポイント！** 本症候群は体質のようなものであり，病名というより「ターナー女性」とよぶことが増えている．

> **注意**
> - どの疾患も特異的な顔貌，全身に及ぶ複数の症状を呈する．
> - 同じ疾患でも，子どもによって症状はまちまちで，程度の差もあることから，個々の子どもの症状をよく知ったうえで観察することが必要．

考えられること	対応
● 哺乳力不足 ● 便秘 ● 分泌物の喀出困難による上気道感染 ● 関節の脱臼 ● 頸椎不安定による頸椎脱臼 ● 発達の遅れが生じやすい ● 呑気が多くて腹筋が弱いので腹満を起こしやすい	● 哺乳しやすい乳首の選択 ● 子どもの状態に応じた離乳食の摂取 ● 良肢位の保持 ● 上気道感染の予防 ● 筋低緊張に対し，姿勢保持，経口摂取などのリハビリテーションを行う ● 各合併症への対応 ● ゆっくりと発達することを踏まえたうえで関わっていく

染色体異常

● **21トリソミー，18トリソミー，ターナー症候群（つづき）**

観察事項	観察のポイント
● 合併症	● 時に先天性心疾患（特に心内膜欠損症），消化管奇形（十二指腸閉鎖，鎖肛），白内障，眼の屈折異常，滲出性中耳炎などを認める
● 発達状況	● 個人差がある
《18トリソミー》	
● 顔貌・頭部	● 両眼隔離　● 小顎症 ● 耳介の変形と下方付着　など
● 四肢・体幹	● 胸郭の発育不良 ● 指の屈曲拘縮と重なり合い ● 股関節の開排制限　など
● 合併症	● 先天性心疾患　など
《ターナー症候群》	
● 低身長	
● 翼状頸	
● 二次性徴の遅れ	
《成長ホルモン補充療法（在宅）》	
● 使用する薬剤・量・回数 ● 使用する機材 ● 定期受診状況	● 子どもの年齢 ● 子ども・家族の治療導入への希望・意欲 ●「小児慢性特定疾患医療（受診）券」の交付 ● 治療成果（発育）の評価 ● 定期受診による治療継続
《染色体異常全般》	
● 家族の受け入れ	● 家族の言動

考えられること	対応
	●早期療育の必要性の説明 ●地域資源の紹介
	●生命予後は不良であるため家族がどのように子どもと過ごすか，どのような終末期とするかを考える ●退院時は，社会的支援を活用し，家族の負担の軽減を図る
	●時期をみて親から子どもへ疾患の説明をしてもらう 　●成長ホルモン治療（低身長や二次性徴の遅れに対して）や不妊，流産の頻度が高いことなど
●自宅で注射をすることに抵抗を感じる，子どもに罪悪感を感じることがある ●成長ホルモンは高額であるため，費用負担の確認は必須	●在宅自己注射指導 　●申請期間中に視聴覚教材にて，イメージがもてるようにする 　●導入時は，複数回の外来で実施状況を確認 　●年齢に応じて指導を追加
●周囲から孤立している	●遺伝相談窓口の紹介 ●地域資源の紹介 ●患者家族会の紹介

染色体異常

事故・外傷
熱傷

病態

- 火焔や熱水などの高温物質が皮膚や粘膜を障害すること.
- 皮膚は外界からの刺激を防御する大切な構造器官であるとともに、免疫系や体温の調節を行う重要な器官でもある. 熱傷後は局所の障害だけでなく、熱傷部位からさまざまな炎症伝達物質が放出されるため、ショックや浮腫などの全身症状を惹起する可能性が高く、栄養需要が増す.
- 子どもの皮膚は成人に比べて、薄く弱い. さらに年齢、体重などにより体表面積は異なるが、概して体重あたりの体表面積は成人に比べて大きく、脱水や低体温に陥りやすい.
- **低温熱傷**：比較的低温の熱源（カイロや温風器など）に長時間接触することにより生じる特殊な熱傷. 受傷時は一見浅い熱傷に見えるが、Ⅲ度以上の熱傷であることが多い.

検査と診断

- 熱傷の重症度と予後は熱傷の広さ（**図1**）と深度（**表1**）に密接な関連があるため、それを早期に診断する必要がある.
- 熱傷の広さは小さな熱傷の場合、子どもの手掌と指を合わせた面積がその子どもの体表面積の1％にあたるのでこれを利用する. 深度に関しては、組織学的診断、レーザードップラー法、サーモグラフィ法、超音波法などもあるが、最も信頼のある方法は、経験を積んだものによる視診である.

[注意] 顔面、手、足、陰部、会陰の熱傷は、その部分の機能的予後が重要となるため、特に注意して観察する.

- 診断に際して特に有用なのが、受傷機転、受傷状況を把握すること. 電気熱傷、化学熱傷などは特殊な処置を要することがあり、気道熱傷の場合も注意深い対応が必要.

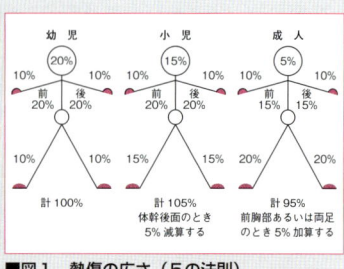

■図1 熱傷の広さ（5の法則）

幼児：頭20％、前20％、後20％、上肢各10％、下肢各10％ 計100％
小児：頭15％、前20％、後20％、上肢各10％、下肢各15％ 計105％（体幹後面のとき5％減算する）
成人：頭5％、前15％、後15％、上肢各10％、下肢各20％ 計95％（前胸部あるいは両足のとき5％加算する）

> **ココがポイント！** 受傷初期段階での重症度の判断は困難なことが多い. 熱傷の深度と広さは継続して観察する！

検査と診断

■表1　熱傷の深度

深度	傷害組織（図2）	外見	症状	治療期間
Ⅰ度	表皮（角質層）	紅斑（血管の拡張・充血）	疼痛，熱感	数日
浅達性Ⅱ度	表皮（有棘層）表皮（基底層）	水疱（血管壁の透過性の亢進，血漿の血管外への漏出）	強い疼痛灼熱感	約10日間
深達性Ⅱ度	真皮（乳頭層，乳頭下層）		知覚鈍麻	3週間
Ⅲ度	真皮全層皮下組織	壊死（血管の破壊，血管内の血球破壊，流の途絶）	無痛性	自然治癒なし瘢痕拘縮

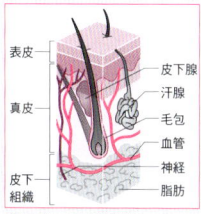

■図2　皮膚組織

治療
- 心肺蘇生のABC*を行い，全身状態の評価および骨折などの合併症の評価を行う．
- **輸液**：子どもでは熱傷が体表面積の5～10％を超える場合，入院と輸液療法を含めたきめ細かな循環管理が必要である．
- **熱傷創処置**：疼痛を緩和するための冷却は効果的であるが，広範囲の熱傷では，むしろ保温が大切．局所処置としては，創部を生食にて洗浄し，抗菌薬軟膏を塗布し，ガーゼで保護する．熱傷初期は滲出液が多く，局所処置は頻回になる．

合併症
- 熱傷創面は感染に対する防御力が低下するため感染症（敗血症）を合併する可能性がある．輸液管理，感染対策は重要．
- 火焔による熱傷や顔面への熱水による熱傷では，気道熱傷を合併している可能性があり，極めて危険である．早期から気管挿管などの対応が必要．

薬剤
- 輸液，抗菌薬塗布，感染症を合併した際は抗菌薬の全身投与．

＊心肺蘇生のABC：気道確保（A：airway），人工呼吸（B：breathing），心臓マッサージ（C：circulation）．

●熱傷（急性期）

●看護のポイント

観察事項	観察のポイント
●熱傷面積・深さ	●子どもの手掌の面積を1％として計算 ●受傷後の対処の内容 ●熱傷の原因となったもの（温度），接触時間
●熱傷部位	●指，関節部位，性器外陰部，頭部の熱傷の有無
●皮膚の状態	●浮腫・末梢循環 ●発赤部位 ●感染徴候（発赤・浮腫・痛み・排膿など）
●全身状態の観察	●血圧 ●排尿（IN・OUT管理，血尿） ●意識レベル ●活動状況 ●電解質（血液検査）
●栄養摂取状況	
●痛み	●痛みの訴え ●不機嫌 ●睡眠状況 ●瘙痒感などの不快感
●子ども・家族の認識と治療状況	●医師からの説明内容 ●処置に伴う痛みの程度 ●受傷機転 ●子ども・家族の言動

> **注意**
> - アイロン，湯沸し器など，家庭内の電化製品に触れての事故が多い．机上の熱い飲み物をかぶったり，暖房器具から引火した事故もある．
> - 火焔による熱傷の場合は，気道熱傷にも注意する．気道熱傷による浮腫が進行すると窒息に至るため，見落としてはならない．

考えられること	対応
● 子どもは皮膚が薄く，深い熱傷となりやすい ● 受傷後も熱傷は余熱で進行する．処置後に水疱形成が遅れてみられることがある ● 虐待による熱傷にも注意する	● 広範囲熱傷の場合，入院による輸液・全身管理 ● 受傷後間もない場合は流水で冷却を行う（20分以上） ● 継続的な観察 ● 受傷機転・受傷後の対処を家族から詳しく確認する
● 皮膚の拘縮に伴う機能障害が生じる可能性がある	● 早期から専門医（形成外科，皮膚科など）へ相談する
● 血管の透過性が亢進し局所の浮腫を生じる．極端な浮腫により末梢循環が阻害される ● 熱傷部位は感染への抵抗力が低下している	● 減張を目的とした皮膚切開を行うこともある ● 感染を予防するため，水疱は可能な限り破らない
● 10％を超える広範囲熱傷では，熱傷性ショックを起こすことがある ● カリウム異常による不整脈の出現に注意	● 急変に備えて心電図，パルスオキシメータによる監視（広範囲熱傷の場合）
● 広範囲熱傷により必要栄養量が増加	● 食事内容の検討
● Ⅰ～Ⅱ度の熱傷では強い疼痛 ● 年少幼児では痛みを直接訴えられない ● 治癒過程では瘙痒感など不快な知覚がしばらく続く	● 軟膏を十分に塗布して局所の湿潤環境を保つ ● 局所の冷罨法 ● 必要に応じて鎮痛薬を含めた薬物療法
● 不安，動揺 ● 家族の強い罪悪感 ● 瘢痕形成に伴い子ども自身のボディーイメージの変容	● 家族・子どもが受けている治療・処置を理解し，参加できるように配慮する

事故・外傷

■事故・外傷
誤飲・誤嚥

病態
- 誤飲とは，異物を誤って飲み込むことで，誤嚥とは，口腔あるいは胃内容物を誤って気管，肺内に吸引すること．
- 誤飲は小児科を受診する事故の20%を占め，小児救急のなかでもよく遭遇する事故の一つ．乳児は生後5か月を過ぎると何でも口に持っていくようになり，誤飲が発生する．
- 誤飲は吸収されずにそのまま排泄される固形異物と，急性中毒を起こす可能性のある可溶性異物に分けられる．固形異物で問題となるのは食道異物であり，胃内に落下した異物のほとんどは2〜3日で大便とともに排出される．

検査と診断
- **誤飲**：いつ，どこで，何を，どのくらいの量飲んだかを確認する．可能な限り飲んだものの添付文書を持参してもらう．
- **食道異物**：頸部，胸部，腹部のX線検査．X線透過性の物質などで診断ができない場合は，造影検査やCTを行う．
- **誤嚥**：胸部X線（特に吸気と呼気時の2条件での検査は有用）．

治療
- 心肺蘇生のABCを行い，全身状態を把握する．
- **誤飲**：毒物の除去（催吐，胃洗浄など），あるいは体内吸収を減少させ，排泄を促進し（下剤），特異的な解毒剤，拮抗剤，吸着剤があればそれを使う．
- **食道異物**：耳鼻咽喉科にて，鉗子や内視鏡的摘出を行う．
- **誤嚥**：気道閉塞に対する救命処置．肺炎を併発した際は酸素投与，人工呼吸器管理，抗菌薬投与，ステロイド剤投与など．

合併症
- **誤飲**：中毒症状を発症する．致死的な薬剤や毒物などもある．
- **食道異物**：食道炎や食道穿孔．
- **誤嚥**：誤嚥性肺炎を引き起こし，重篤な呼吸困難を発症する．気道閉塞から窒息，心停止を来す場合もある．

薬剤
- **誤飲**：催吐剤，拮抗剤，解毒剤，吸着剤，下剤．
- **食道異物**：薬剤投与はほとんど不要．
- **誤嚥**：肺炎を併発した際は，抗菌薬，ステロイド剤投与など．

> **これはダメ！** 誤飲したものによっては，胃洗浄が禁忌の場合があることを忘れてはいけない！

■事故・外傷
溺水

病態
- わが国では年間約300人の子どもが溺死し，1～4歳以後の小児事故死因のなかでは交通事故に次いで第2位．
- **発生場所**：屋外よりも屋内（家庭内）のほうが多く，浴槽での発生が一番多い．しかし，溺水はバケツ，洗濯機，トイレなど，少量の水しかないところでも発生する．
- 溺水すると上気道に液体が侵入し，咳嗽，嚥下，喉頭の痙攣をきたす．肺内に液体が侵入し，肺障害を起こす場合もある．
- 気道閉塞により，低酸素血症から全身性の障害を引き起こし（特に中枢神経系，呼吸器系，循環系に高度な障害を残し），心肺停止や重篤な後遺症を残す可能性がある．
- 溺水を起こす状況として，入浴中や水泳中に頭部外傷，てんかん，不整脈などを発症している場合がある．

検査と診断
- 診断は事故の発生状況から明らかな場合が多い．
- **血球算定（血算）**：溶血の有無，血液電解質の異常，また各種逸脱酵素の上昇により臓器障害の程度を評価．
- **血液ガス分析**：呼吸・循環の異常を確認するのに有用．
- **画像診断**：胸部X線で肺浮腫，肺炎の合併を，頭部CTで脳浮腫を評価．

治療
心肺蘇生のABCが重要．特に呼吸が不安定な場合は，人工呼吸の早期開始が大切で，意識障害，呼吸障害が続く場合は，集中治療管理が必要．体温管理や脳保護のために脳低温療法を行う場合もある．

合併症
- 肺水腫による呼吸不全，低酸素性虚血性脳症（意識障害の遷延，痙攣などを起こす），不整脈の発症を伴う場合は，致命的，あるいは救命されても重篤な後遺症を残す可能性が高い．
- 溺水後の嘔吐は比較的よくみられる合併症である．

薬剤
- 救命救急処置時には，蘇生薬が必要となる．
- **呼吸障害**：酸素投与，抗菌薬，ステロイド剤などを使用．
- **脳浮腫・意識障害**：脳圧降下剤，利尿剤などを使用．

> **ココがポイント！** 溺水は遅発性の状態悪化がみられることがある．2～3時間はしっかり経過観察する！

●誤飲・誤嚥

●看護のポイント

観察事項	観察のポイント
●呼吸状態 ●気道閉塞症状	●顔色不良 ●肺呼吸音の減弱(片側,両側) ●上気道狭窄音,咳嗽,嘔気,話せない,泣き声が出ない ●口腔内から見える異物の有無 ●チョークサイン ●意識レベルの低下
●異物の内容・種類	●X線検査 ●玩具:種類,大きさ,素材,数 ●薬剤:種類,量,数量 ●発見時の状況,目撃者からの情報
●タバコ誤飲	●摂取したタバコの量(本数),形態(灰皿の水など) ●摂取してからの経過時間 ●嘔気・嘔吐,意識レベル ●家族の認識,生活環境

注意	● 誤飲・誤嚥は5か月以降からみられ，1歳半でもっとも増加する．誤飲物として最も多いのはタバコであり，およそ半数を占める． ● 指導時には誤飲チェッカーなどを用いて具体的な指導を行う．

考えられること	対応
● 異物による上気道・下気道の閉塞 ● 上気道の異物では咳嗽反射，嘔吐反射などが誘発される ● 呼吸不全あるいは薬物中毒症状	● 窒息時にはハイムリック法にて気道異物の除去を試みる ● 気道狭窄音が聴取されるときは啼泣させない ● 上気道・気管支ファイバーでの異物除去
● 誤飲物の内容により対処法や観察期間が異なる ● 摂取したものの量，種類などの情報を早急に把握し対処につなげる	● 薬物，洗剤などの誤飲であれば，中毒110番に連絡して適切な対処法を確認する 中毒110番 （大阪）072-727-2499 （つくば）029-852-9999
● タバコ1本あたりニコチン20mgを含有（乳幼児の致死量10～20mg） ● 吸殻を浸した水に溶出したニコチンは吸収が早い ● 中毒症状として，嘔気・嘔吐，刺激・興奮症状，痙攣，意識障害などの症状が出現する ● 重症では徐脈などの副交感神経抑制症状がみられる ● 家庭内に喫煙者がいる場合，乳児が容易にタバコに触る環境がないか確認する	● 摂取量が1本未満で，6時間以上経過し，無症状であるときは特に処置を要しない ● 中毒症状の観察，モニタリング ● 吸着剤（活性炭）の投与 ● アトロピンの投与 ● 家族への事故防止指導

事故・外傷

●溺水

●看護のポイント

観察事項	観察のポイント
●意識状態，中枢神経症状	●意識障害（無反応，痛み刺激に反応，呼びかけに反応，意識清明） ●痙攣 ●瞳孔反応，角膜反射
●発見時の状況（家族・救急隊から聴取）	●時間・場所，発見時の状態，呼吸停止の時間，心肺停止の時間，発見後の蘇生と反応
●体温	●低体温，発熱
《蘇生後》 ●呼吸状態 ●発熱	●呼吸音減弱，肺雑音，多呼吸，咳嗽 ●呼吸器症状を伴う発熱
●中枢神経症状	●遷延する意識障害 ●筋緊張の低下，麻痺 ●痙攣，ミオクローヌス ●事故以前の言語発達，日常生活行動が維持されているか
●家族への説明	●予測される後遺症の説明 ●事故の経緯 ●在宅で必要となる医療ケア ●社会資源

> **注意**
> - 歩行が可能になる頃から増加してくる．
> - 年少幼児では家庭内（浴室など）での事故が多く，低酸素血症の程度により重篤な後遺症を残す．

考えられること	対応
● 溺水による低酸素性虚血性脳症の影響，呼吸器感染症の可能性 ● 意識障害がある場合は，脳浮腫の発現に注意	● 到着時：気道確保，心肺蘇生，保温，モニタリング ● 意識障害，呼吸障害が持続する場合→集中治療管理，脳低温療法
	● 頭部画像診断（CT） ● 意識清明，活気あり→経過観察 ● 後日，事故防止指導の実施
● 蘇生後の代謝亢進による発熱	● 体温管理
● 肺水腫（末梢血管の透過性の亢進），急性呼吸窮迫症候群 ● 下気道への液体の吸引による肺炎	● 呼吸管理，モニタリング ● 胸部X線の評価 ● 酸素投与，抗菌薬投与
● 低酸素性虚血性脳症など重度の中枢神経系の後遺症が残る可能性が高い ● 蘇生後は脳症の影響を，事故以前の発達段階と比較して評価する	● 症状の観察・記録 ● モニタリング ● 全身状態安定後，早期のリハビリテーション開始
● 家族は，子どもの事故に動揺し，強い罪悪感を覚えたり，障害を長期間受け入れられないこともある ● 中枢神経系の後遺症の場合，リハビリテーション，経管栄養，在宅呼吸器管理などの医療ケアを自宅で行うことがある	● 家族の心理的支援 ● ベッドサイドケアへの早期からの家族の参加 ● 在宅療養に向けての家族支援（手技の獲得，新しい家庭生活のイメージを描く，社会資源の調整など）

事故・外傷

■事故・外傷

転倒・転落

病態
- 子どもの外傷は単純な転倒・転落により生じることが多い．転倒・転落による死亡率は小児全体としてはそれほど高くはないが，乳幼児では高くなる．
- **受傷年齢**：乳幼児期と7歳時に多い2峰性となる．
- 転倒・転落による障害は，頭部外傷と長管骨の骨折が多い．
- 注意 予後の重症度と転落・墜落の高さは密接な関連があり，特に死亡率と高さは関連が深い．

検査と診断
- 詳細な受傷機転，受傷状況の聴取が基本．
- 受傷部のX線検査が有用．受傷機転によっては，致命的損傷を発見するため，CT，超音波，胸部X線，血液検査を行う．
- 注意 血液検査時は，血型，クロスマッチの採取も必須．
- 転倒・転落による外傷のなかには，児童虐待例が含まれてい

●看護のポイント

観察事項	観察のポイント
●意識レベル	●意識障害，神経症状の有無（様子は普段と異なる，呼びかけや痛みでの反応はあるか）
●全身の観察	●バイタルサイン　●嘔吐 ●変形・麻痺・頭部外傷の有無 ●痛みの訴えとその部位
●受傷機転	●落ちた高さ，どのような姿勢で落ちたか
《軽症〜中等症の頭部打撲》 ●年齢 ●外表所見 ●その他の症状	●2歳未満 ●血腫，挫創，頭蓋陥没，耳・鼻からの髄液の漏出など ●受傷直後の意識消失・痙攣 ●嘔吐，顔色不良，傾眠

治療
- る可能性があるため,他の障害がないかをチェックする.
- 心肺蘇生のABCを行い,全身状態を評価する.
- 出血や骨折にとらわれず,まずバイタルサインを安定させる.脊髄損傷を疑う例には,頸椎固定法で脊髄保護を行う.致命的外傷の治療を優先し,気道確保,輸液,輸血を含む循環サポートを行う.
- 意識,呼吸,循環状態が安定している場合は,骨折などへの外科的治療を行う.骨折,捻挫などへの整形外科的治療はRICE(安静,冷却,圧迫,挙上)を行う.

合併症
- 致命的合併症としては,頭部外傷(頭蓋内出血や脳挫傷など),胸部外傷(緊張性気胸,血胸),腹部外傷(腹腔内出血や内臓破裂),骨盤損傷,脊髄損傷など.

> **ココがポイント!** 外表面の出血や骨折などにとらわれずに,致命的損傷の確認,治療が大切!

注意
- 乳幼児期は運動能力の獲得期にあるため,事故のなかでは転倒・転落が占める割合が最も多い.

考えられること	対応
・頭部打撲に伴う出血,脳挫傷 ・頭部打撲により一過性の意識障害,健忘が現れる	・無反応・意識障害の場合には,迅速に呼吸・循環状態を評価する
・外傷の初期評価が終了するまでは,あらゆる外傷の可能性を考慮する	・バイタルサインの測定・全身状態の評価の継続
・乳幼児の場合,1.5m以上の高さからの転落はリスクあり ・交通事故,高所(2階以上)からの転落などは高エネルギー外傷として扱う	・頸椎損傷の可能性のあるときはネックカラーを装着し固定 ・高エネルギー外傷,多発外傷ではスクリーニングが終了するまで安易な移動はしない
・2歳未満の乳幼児は頭蓋内損傷のリスクが高い ・後遺症がなくても受傷直後から数時間にわたり顔色不良,嘔吐の症状がみられる(脳震盪)	・受傷機転,症状に応じてX線・CT検査 ・48時間内の症状の観察 ・必要に応じて家族に観察のポイントを指導

事故・外傷

■事故・外傷
虐待

病態
- 虐待のタイプは，①身体的虐待，②ネグレクト（放置，保護の怠慢），③性的虐待，④心理的虐待の4つに分類され，複数のタイプが混在することも多い．
- 身体的虐待のみではなく，ネグレクト，心理的虐待などが含まれているのが近年の特徴．これらは外傷などを伴わないので，外来の受診機転がなく，乳児健診などで見つかる．

検査と診断
- 詳細な病歴聴取，全身の理学所見をとることが大切である．
- **身体的虐待**：頭部CT，

■表1 身体的虐待・性的虐待の徴候

身体的虐待	病歴	身体的虐待を示唆する病歴，矛盾に満ちた病歴
	特徴	医療機関への受診の遅れ，身体の発達度に不相応な外傷
性的虐待	病歴	癇癪，擁護者にまとわりつく，性行為を人前で行う，他人に性行為をせまる，攻撃的，悪夢をみる，発達レベルの退行，食欲不振，恐怖症，うつ
	症状	繰り返す腹痛や頭痛，性器の異常症状や外傷，性感染症，妊娠，反復性尿路感染症，膣や直腸内異物，排便・排尿痛

●看護のポイント

観察事項	観察のポイント
●来院時主訴 ●外傷 ●呼吸・循環状態 ●意識障害 ●家族からの状況説明 ●成長発達の評価	●全身の打撲傷（体表のあざ，損傷），性器の外傷，新旧の打撲傷，熱傷 ●気道閉塞，呼吸・循環不全 ●バイタルサインの測定 ●舌根沈下，傾眠，刺激に反応しない，無熱性痙攣など ●受傷機転と症状の一致 ●子どもの発達段階に応じた行動の説明か ●成長発達の遅れ・汚れた衣服

＊びまん性軸索損傷：SBS（shaken baby syndrome）や交通外傷など回転・加

検査と診断

全身骨X線検査，眼底検査，血算（貧血の有無）が有用．身体的・性的虐待の特徴を表1に示す．

- **ネグレクト**：発達・発育状況，衣服やおむつの交換頻度，予防接種の接種状況，健診受診回数などの状況から示唆される．

治療

- 早急な内科・外科・精神科的治療が必要．児童福祉法により疑い症例は，直ちに児童相談所ないしは自治体に通告する義務がある．
- 治療は，虐待者からの分離，被虐待者の安全確保を優先する．
  - **病院**：ソーシャルワーカー，カウンセラーを含む関係者，専門家を含む虐待対応チームを中心に対応する．
  - **地域**：行政指導を中心に，地域保健師などをチームに編成して対応する．

合併症

- 身体機能が強く障害され致命的となる可能性がある．さまざまな組織障害により重篤な後遺症を残す．

> **ココがポイント！** 外傷患児のなかに虐待例が含まれている可能性があることを十分理解しておく！

> **注意**
> - 救急外来への受診が発見のきっかけになることが多い．
> - すべての子どもに虐待の可能性があることを念頭において対応する必要がある．

考えられること	対応
● 救急センターへは外傷や意識障害を主訴に訪れる ● 頭部外傷の評価（硬膜下血腫，びまん性軸索損傷*，頭蓋骨骨折など） ● 広範囲の皮下出血があるときには出血性ショックに注意 ● 対応する人や時間により受傷時の説明内容が変わるときには注意が必要 ● 長期にわたる虐待では成長障害や発達の遅延がみられる	● 虐待を強く疑うときは，全身骨の画像診断，眼底検査，成長発達の評価，受診の経緯や言動の客観的な記録 ● 虐待が明らかであれば，院内関連部門（ソーシャルワーカーなど）への連絡，児童相談所への通告 ● 子どものおかれている環境の安全が確認できなければ入院 ● 複数の医療者が多角的に評価し，診療記録を残す

*速度運動が加わり，軸索の損傷が脳の随所にみられる．

付録 略語・英語一覧

略語	英語	日本語
A AA	aortic atresia	大動脈弁閉鎖
AA	aplastic (anaplastic) anemia	再生不良性貧血
AB	asthmatic bronchitis	喘息様気管支炎
ABE	acute bacterial endocarditis	急性細菌性心内膜炎
ABR	auditory brainstem response	聴性脳幹反応
ACD	allergic contact dermatitis	アレルギー性接触皮膚炎
ACH	adrenocortical hormone	副腎皮質ホルモン
ACT	activated clotting time	賦活凝固時間
ACTH	adrenocorticotropic hormone	副腎皮質刺激ホルモン
AD	atopic dermatitis	アトピー性皮膚炎
ADD	attention deficit disorder	注意欠陥障害
ADHD	attention deficit hyperactivity disorder	注意欠陥多動障害
ADL	activities of daily living	日常生活動作
AED	antiepileptic drug	抗てんかん薬
AEDH	acute epidural hematoma	急性硬膜外血腫
AF	anterior fontanelle	大泉門
AF	atrial flutter	心房粗動
Af	atrial fibrillation	心房細動
AFD	appropriate-for-date baby	在胎週数に比し適正な体重児
AG	angiography	血管造影(法)
AGE	acute gastroenteritis	急性胃腸炎
AGN	acute glomerulonephritis	急性糸球体腎炎
AGS	adrenogenital syndrome	副腎性器症候群
AH	acute hepatitis	急性肝炎
AI (= AR)	aortic insufficiency	大動脈弁閉鎖不全症
AID	artificial insemination with donor's semen	人工授精(配偶者以外の精子)
AIDS	acquired immunodeficiency syndrome	後天性免疫不全症候群(エイズ)
AIH	artificial insemination with husband's semen	人工授精(配偶者間人工授精)
AIHA	autoimmune hemolytic anemia	自己免疫性溶血性貧血
AL	acute leukemia	急性白血病
ALL	acute lymphocytic leukemia	急性リンパ性白血病
ALS	advanced life support	二次救命処置
ALS	amyotrophic lateral sclerosis	筋萎縮性側索硬化症
AMC	arthrogryposis multiplex congenita	先天性多発性関節拘縮(症)

略語	英語	日本語
AML	acute myelogenous leukemia	急性骨髄性白血病
AMN	adrenomyeloneuropathy	副腎脊髄ニューロパチー
AP	appendectomy	虫垂切除（術）
APBD	anomalous arrangement of pancreaticobiliary ducts	膵管胆道合流異常
APN	acute pyelonephritis	急性腎盂腎炎
App，app	appendicitis	虫垂炎
ARD	acute respiratory disease	急性呼吸器疾患
ARF	acute respiratory failure	急性呼吸不全
ARF	acute renal failure	急性腎不全
AS	aortic stenosis	大動脈弁狭窄
ASD	atrial septal defects	心房中隔欠損症
ASDH	acute subdural hematoma	急性硬膜下血腫
ATL	adult T-cell leukemia	成人T細胞白血病
Av	adenoid vegetation	アデノイド
AVB，A-VB	atrioventricular block	房室ブロック
AVP	aortic valvuloplasty	大動脈弁形成術
AVR	aortic valve replacement	大動脈弁置換
B BA	biliary atresia	胆道閉鎖症
BA	bronchial asthma	気管支喘息
BAS	balloon atrioseptostomy	バルーン心房中隔欠損作成術
BF	bronchofiberscopy	気管支ファイバースコープ検査
BLS	basic life support	一次救命処置
BMT	bone marrow transplantation	骨髄移植
BPD	broncho pulmonary dysplasia	気管支肺異形成
BW	birth weight	出生体重
C CBA	congenital biliary atresia	先天性胆道閉鎖
CBD	congenital biliary dilatation	先天性胆道拡張症
CCAM	congenital cystic adenomatoid malformation	先天性嚢胞性腺腫様肺奇形
CCHD	cyanotic congenital heart disease	チアノーゼ性先天性心疾患
CDH	congenital diaphragmatic hernia	先天性横隔膜ヘルニア
CDH	congenital dislocation of the hip joint	先天性股関節脱臼
CF	colonofiber-scope	大腸ファイバースコープ
CHD	congenital heart disease	先天性心疾患
CHF	congestive heart failure	うっ血性心不全
chpx	chickenpox	水痘

略語	英語	日本語
CLD	chronic lung disease	慢性肺疾患
CLP	cleft lip palate	口唇口蓋裂
CMV	cytomegalovirus	サイトメガロウイルス
CMV	conventional mechanical ventilation	従来の換気法（HFOに対比して）
CNS	central nervous system	中枢神経系
CoA	coarctation of the aorta	大動脈縮窄症
CP	cerebral palsy	脳性麻痺
CP	cleft palate	口蓋裂
CPA	cardiopulmonary arrest	心肺停止
CPB	cardiopulmonary bypass	人工心肺
CPAP	continuous positive airway pressure	持続陽圧呼吸
CPR	cardiopulmonary resuscitation	心肺蘇生法
CSF	cerebrospinal fluid	髄液
C-TGA	corrected transposition of the great arteries	修正大血管転位症
CVC	crying vital capacity	啼泣時肺活量
D DC	direct current defibrillation	直流除細動
DCM	dilated cardiomyopathy	拡張型心筋症
DIC	disseminated intravascular coagulopathy	播種性血管内凝固症候群
DIV	drip infusion vein	点滴静脈注射
DM	diabetes mellitus	糖尿病
DMD	duchenne muscular dystrophy	デュシェンヌ型筋ジストロフィー
DMP	dystrophia musculorum progressiva	進行性筋ジストロフィー
DORV	double outlet right ventricle	両大血管右室起始症
DQ	developmental quotient	発達指数
DTP	diphtheria tetanus pertussis	ジフテリア，破傷風，百日咳の予防注射
DV	domestic violence	家庭内暴力
E ECD	endocardial cushion defect	心内膜床欠損
EF	ejection fraction	駆出率（左室）
EF	esophagofiberscope	食道ファイバースコープ
ELBW	extremely low birth weight (infant)	超低出生体重児（1,000g未満）
EQ	emotional intelligence quotient	情動指数
ET	exchange transfusion	交換輸血
F FC	febrile convulsion	熱性痙攣

略語	英語	日本語
FiO$_2$	fraction of inspired oxygen concentration	吸入酸素濃度
Fr, Fx	fracture	骨折
FTND	full term and normal delivery	満期正常分娩
FUO	fever of unknown origin	不明熱
G GA	gestational age	在胎週数
GBS	group B *Streptococcus*	B群溶連菌
GER	gastric esophageal reflux	胃食道逆流
GVHD	graft versus host disease	移植片対宿主病
H HA	hepatitis A	A型肝炎
HAC	hyperactive children	多動児
HB	hepatitis B	B型肝炎
HC	hepatitis C	C型肝炎
HCM	hypertrophic cardiomyopathy	肥大型心筋症
HD	house dust	ハウスダスト
HFMD	hand, foot and mouth disease	手足口病
HFO	high frequency oscillation	高頻度振動換気法
HFV	high frequency ventilation	高頻度人工換気法
HI	head injury	頭部外傷
HIE	hypoxic-ischemic encephalopathy	虚血性低酸素脳症
HLHS	hypoplastic left heart syndrome	左心低形成症候群
HOT	home oxygen therapy	在宅酸素療法
HPS	hypertrophic pyloric stenosis	肥厚性幽門狭窄症
HZ	herpes zoster	帯状疱疹,帯状ヘルペス
I IAA	interruption of aortic arch	大動脈弓離断症
ICM	intracranial hemorrhage	頭蓋内出血
IDM	infant of diabetic mother	母体糖尿病児
I/E	inspiratory/expiratory ratio	吸気/呼気比
IMV	intermittent mandatory ventilation	間欠的強制換気
IPPV	intermittent positive pressure ventilation	間欠的陽圧換気
IT	inspiratory time	吸気時間
IUFD	intrauterine fetal death	子宮内胎児死亡
IUGR	intrauterine growth retardation	子宮内胎児発育遅延
IVF-ET	in vitro fertilization and embryo transfer	体外受精・胚移植
IVH	intraventricular hemorrhage	脳室内出血
J JRA	juvenile rheumatoid arthritis	若年性関節リウマチ
L LBW	low birth weight (infant)	低出生体重児
LD	learning disorder (disability)	学習障害
LFD	large for date baby	在胎週数に比し体重の大きな児

略語	英語	日本語
M MAP	mean airway pressure	平均気道内圧
MAPCA	major aortopulmonary collateral artery	主要大動脈肺動脈側副動脈
MAS	meconium aspiration syndrome	胎便吸引症候群
MCLS	mucocutaneous lymph node syndrome	川崎病
MI (=MR)	mitral insufficiency (=regurgitation)	僧帽弁閉鎖不全症
MIP	maximum inspiratory pressure	最大吸気圧（呼吸機能検査）
ML	malignant lymphoma	悪性リンパ腫
MMC		脊髄髄膜瘤
MODY	maturity onset diabetes mellitus of young people	小児成人型糖尿病
MR	mental retardation	精神発達遅滞
MR	measles-rubella (vaccine)	麻疹，風疹ワクチン
MS	mitral stenosis	僧帽弁狭窄
MV	mechanical ventilation	人工換気
N NB	neuroblastoma	神経芽腫
NEC	necrotizing enterocolitis	壊死性腸炎
NICU	neonatal intensive care unit	新生児集中治療室
P PA	pulmonary atresia	肺動脈弁閉鎖
PAB	pulmonary artery banding	肺動脈絞扼術
PAC	premature atrial contraction	心房性期外収縮
PALS	pediatric advanced life support	小児二次救命処置
PAPVR	partial anomalous pulmonary venous return	部分肺静脈還流異常
PaO_2	partial pressure of oxygen	動脈血酸素分圧
$PaCO_2$	partial pressure of carbon dioxide	動脈血炭酸ガス分圧
PBLS	pediatric basic life support	小児一次救命処置
PD	peritoneal dialysis	腹膜透析
PDA	patent ductus arteriosus	動脈管開存
PEEP	positive end-expiratory pressure	呼気終末陽圧
PFC	persistent fetal circulation	胎児循環遺残
PFO	patent foramen ovale	卵円孔開存
PH	pulmonary hypertension	肺高血圧症
PICU	pediatric intensive care unit	小児集中治療室
PIE	pulmonary interstitial emphysema	間質性肺気腫
PIP	peak inspiratory pressure	最大吸気圧
PPH	primary pulmonary hypertension	原発性肺高血圧症
PPHN	persistent pulmonary hypertension of the newborn	新生児遷延性肺高血圧症

略語	英語	日本語
PROM	premature rupture of the membranes	前期破水
PS	pulmonary stenosis	肺動脈弁狭窄症
PS	pyloric stenosis	幽門狭窄症
PSVT	paroxysmal supraventricular tachycardia	発作性上室性頻拍
PVC	premature ventricular contraction	心室性期外収縮
PVL	periventricular leukomalacia	脳室周囲白質軟化症
R RDS	respiratory distress syndrome	呼吸窮迫症候群
RLF	retrolental fibroplasia	未熟児網膜症（後水晶体線維増殖症）
ROP	retinopathy of prematurity	未熟児網膜症
S SaO$_2$	oxygen saturation	動脈血酸素飽和度
SB	spina bifida	二分脊椎
SEH	subependymal hemorrhage	脳室上衣下出血
SFD	small for date baby	在胎週数に比し体重の小さい児
SIADH		抗利尿ホルモン不適合分泌症候群
SIDS	sudden infant death syndrome	乳児突然死症候群
SIMV	synchronized intermittent mandatory ventilation	同期性間欠的強制換気
SpO$_2$	oxygen saturation (pulse oximetry)	酸素飽和度（パルスオキシメータで測定）
STA	surfactant TA	人工肺サーファクタント
SA	single atrium	単心房
SV	single ventricle	単心室
T TA	tricuspid atresia	三尖弁閉鎖
TAC	truncus arteriosus communis	総動脈幹遺残症
TATVR	total anomalous pulmonary venous return	総肺静脈還流異常
tcPO$_2$	transcutaneous PO$_2$	経皮酸素分圧
tcPCO$_2$	transcutaneous PCO$_2$	経皮炭酸ガス分圧
TEF	tracheoesophageal fistula	気管食道瘻
TGA	transposition of the great arteries	大血管転位症
TOF	tetralogy of Fallot	ファロー四徴症
TORCH		トーチ症候群（子宮内感染症：風疹，トキソプラズマ，CMV，ヘルペスほか）
TPN	total parenteral nutrition	完全静脈栄養

略語	英語	日本語
TRDN	transient respiratory distress of the newborn	(新生児)一過性呼吸窮迫症候群
TS	tricuspid stenosis	三尖弁狭窄症
TTN	transient tachypnea of the newborn	(新生児)一過性多呼吸
TTTS	twin to twin transfusion syndrome	双胎間輸血症候群
U UC	ulcerative colitis	潰瘍性大腸炎
UCG	ultrasonic cardiography	超音波心臓診断法
UCG	urethrocystography	尿道膀胱造影
UDT	undescended testicle	停留睾丸
UGI	upper gastrointestinal (series)	上部消化管(撮影)
URI	upper respiratory infection	上気道感染
UTI	urinary tract infections	尿路感染症
V VEP	visual evoked potential	視覚誘発電位
VF	ventricular fibrillation	心室細動
VT	ventricular tachycardia	心室頻拍
VLBW	very low birth weight (infant)	極低出生体重児(1,500g未満)
VP-shunt	ventriculoperitoneal shunt	脳室腹腔シャント
VSD	ventricular septal defects	心房中隔欠損症
VUR	vesicoureteral reflux	膀胱尿管逆流
W WT	Wilms tumor	ウィルムス腫瘍

索 引

■あ

アデノイド	190
アデノウイルス	126
アトピー性皮膚炎	160
アラーム	104
アレルギー性紫斑病	174
安全	25
意識障害	55
移送	25
イチゴ舌	139
一次救命処置	116
一次性ネフローゼ症候群	198
胃瘻	97
インスリン製剤	166
インスリン分泌能	164
咽頭炎	120
インフルエンザ	82
インフルエンザウイルス	120
ウイルス性胃腸炎	127
ウイルス性髄膜炎	176
運動発達	6
栄養	10
エドワーズ症候群	227
嚥下障害	191
エンテロウイルス	126
嘔吐	36
おむつ交換	22

■か

外反足	214
外反扁平足	214
カウプ指数	5
化学熱傷	232
化学療法	105
下気道炎	120
拡散強調画像	64
かぜ症候群	120
カタル症状	144
カテーテル治療	137
下部尿路感染症	194
川崎病	139
感覚・知覚の発達	8
観血整復	211

浣腸	96
カンピロバクター	126
キアリ奇形	188
気管支炎	120, 122
気管支喘息	152
気管切開	101
気管挿管	103
気管内吸引	91, 104
気道熱傷	232
ギプス矯正	215
ギプス装着	212
虐待	208, 244
吸引	91
吸引と加湿	103
吸入療法	92
急性胃腸炎	126
急性巨核芽球性白血病	219
急性骨髄性白血病	219
急性糸球体腎炎	196
急性腎盂腎炎	194
急性腎不全	220
急性前骨髄球性白血病	219
急性中耳炎	192
急性虫垂炎	132
急性反応	110
急性リンパ性白血病	218
胸腔ドレーン	99
協調運動	6
クスマウル呼吸	168
クループ	120
経管栄養	18, 93
経口食物負荷試験	156
経口挿管	103
経口ブドウ糖負荷試験	164
経口与薬	87
頸椎固定法	243
経鼻挿管	103
項部硬直	180
痙攣	48
痙攣重積	50
経瘻管法	18
血液検査	74
結核	82

血管性紫斑病	174	シャルコーマリートゥース病	215
血管損傷	207	授乳	17
血球算定	237	腫瘍崩壊症候群	220
欠神発作	177	上気道炎	120
血便の精査	68	腸重積症	130
ケトアシドーシス	165	上部尿路感染症	194
下痢	39	上腕骨外顆骨折	206
ケルニッヒ徴候	180	上腕骨顆上骨折	206
言語・情緒の発達	8	食事	16
顕在性二分脊椎	189	食事介助	17
誤飲	236	食事療法	112
構音障害	190	食道異物	236
口蓋形成術	134	食物アレルギー	3, 156
口蓋裂	134	食物依存性運動誘発アナフィラキシー	157
高カリウム血症	220	神経芽腫	222
高血糖症状	168	神経芽腫の国際病期分類	223
口腔アレルギー症候群	157	神経損傷	207
口唇形成術	134	人工肛門	97
口唇裂	134	心室中隔欠損症	136
交通性水頭症	186	滲出性中耳炎	192
喉頭炎	120	身体機能	5
高尿酸血症	220	身体測定	84
項部硬直	180	身体的虐待	244
高リン酸血症	220	心肺蘇生のABC	233
誤嚥	236	心肺蘇生法	116
股関節開排制限	210	心理的虐待	244
呼吸器管理	103	侵襲的人工呼吸	103
呼吸器感染症	102	髄液検査	71
呼吸困難	41	水腎症	202
呼吸障害	185	膵胆管合流異常	65
骨髄抑制	107, 220	水痘	82, 145
骨髄破壊的治療	111	水頭症	186
骨折	206	水分必要量	10
コプリック斑	144	髄膜炎	176
■さ		髄膜刺激症状	180
細気管支炎	120, 123	睡眠時無呼吸	190
細菌性髄膜炎	71, 176	スタンプ注射	82
細菌性腸炎	126	頭痛	53
座薬	88	ストーマ	97
サルモネラ	126	清潔	19
酸素療法	92	制限食	115
視覚の発達	8	清拭	19
思春期早発症	2	精神機能	7
持続性蛋白尿	198	成長障害	170
シックデイ	168		

成長ホルモン治療………… 230
性的虐待………………… 244
生理機能…………………… 2
脊髄脂肪腫……………… 188
脊髄髄膜瘤……………… 188
摂食行動………………… 12
摂食障害………………… 185
接触蕁麻疹……………… 157
潜在性二分脊椎………… 189
染色体異常……………… 226
先天性遺伝性成長ホルモン欠損症
…………………………… 170
先天性外反踵足………… 214
先天性股関節脱臼……… 210
先天性心疾患…………… 136
先天性垂直距骨………… 214
先天性中足骨内反……… 214
先天性内反足…………… 214
洗髪……………………… 19
造影検査………………… 67
造影CT ………………… 62
造血幹細胞移植………… 111
咀嚼機能………………… 16
粗大運動………………… 6

■た
ターナー症候群……… 228, 230
体位変換………………… 25
体動制限……………… 25, 94
ダウン症候群…………… 226
多剤併用化学療法……… 218
脱水…………………… 31, 35
タバコ誤飲……………… 238
チアノーゼ……………… 136
知能検査………………… 9
知能指数………………… 9
中耳炎…………………… 192
虫垂炎…………………… 127
中毒110番 …………… 239
聴覚の発達……………… 9
腸管出血性大腸菌……… 127
腸重積…………………… 127
腸重積症………………… 130
チョークサイン………… 238
治療乳…………………… 115
低圧持続吸引器………… 99

低温熱傷………………… 232
低カルシウム血症……… 220
定期接種………………… 82
低血糖症状……………… 168
低酸素血症………… 136, 237
低酸素性虚血性脳症…… 237
低身長…………………… 170
低蛋白血症……………… 198
テオフィリン徐放製剤…… 153
溺水……………………… 237
テタニー………………… 220
鉄欠乏性貧血………… 12, 172
てんかん………………… 177
点眼……………………… 88
電気熱傷………………… 232
転倒……………………… 242
点頭発作………………… 177
転落……………………… 242
トイレットトレーニング…… 23
橈骨遠位端骨折………… 206
糖尿病…………………… 164
頭部外傷………………… 242
徒手整復………………… 211
特発性成長ホルモン欠損症
…………………………… 170
ドレーン管理…………… 99

■な
内反足…………………… 214
内分泌の発育…………… 2
生ワクチン……………… 82
ニコチン………………… 239
二次救命処置…………… 116
二分脊椎………………… 188
日本脳炎………………… 82
入院環境………………… 14
入浴……………………… 19
尿検査…………………… 78
尿道下裂………………… 204
尿路感染症……………… 194
任意接種………………… 82
ネグレクト……………… 244
熱傷……………………… 232
熱傷性ショック………… 235
熱量必要量……………… 10
ネフローゼ症候群……… 198

脳室腹腔シャント術	187, 189
脳性麻痺	184
脳脊髄液検査	176
脳波検査	178
ノロウイルス	126

■は

肺炎	120, 122
肺水腫	237
排泄	22
バイタルサイン	86
排尿	22
排尿時膀胱尿道造影	69, 202
排便	22
白血病	218
発達検査	9
発達指数	9
発熱	28
半陰陽	205
晩期合併症	110
鼻炎	120
皮下注射	82
非交通性水頭症	186
微細運動	6
微小変化型ネフローゼ症候群	198
非侵襲的人工呼吸	103
ビデオ脳波同時モニタリング	178
びまん性軸索損傷	245
肥満度の診断	12
病原性大腸菌	126
貧血	172
ファロー四徴症	136
風疹	82, 148
フォルクマン拘縮	206
不活化ワクチン	82
腹痛	32
腹膜刺激症状	132
不整脈	220
腹腔ドレーン	99
ブドウ球菌	126
ブルジンスキー徴候	180
ベッドの選択	14
扁桃腺炎	120
扁桃肥大	190
便秘の精査	68
膀胱炎	194
膀胱尿管逆流現象	67
放射線治療	109
膨隆骨折	206
発疹	44
母乳栄養	10
ポリオ	82

■ま

麻疹	82, 144
麻痺性足部変形	214
慢性骨髄性白血病	218
慢性中耳炎	192
ムンプス	82, 149
沐浴	19
モンテジア骨折	206

■や

輸液	89
ヨード造影剤	62
溶血性尿毒症症候群	127
溶血性貧血	172
予防接種	82
与薬	87

■ら

落陽現象	187
ラテックスアレルギー	157
リーメンビューゲル法	210
離乳	10
流行性耳下腺炎	149
ローランドてんかん	177
ローレル指数	6
瘻孔の管理	97
ロタウイルス	126

■わ

若木骨折	61, 206

■記号・数字・欧文

18トリソミー	227, 230
1型糖尿病	165
21トリソミー	226
2型糖尿病	165
3D治療計画	109

項目	ページ
5の法則	232
ALS	116
A型肝炎	82
BCG	82
BLS	116
B型肝炎	82
CPR	116
CT検査	62
CTシミュレーション	109
DNAR	116
DPT	82
dumb bell型腫瘍	222
DWI	64
Henoch-Schönlein紫斑病	174
Horner徴候	222
HUS	127
INSS分類	223
Mayo Clinicの分類	57
MRA	65
MRCP	65
MRI検査	64
MRS	64
MRウログラフィ	65
MR膵胆管造影	65
MRスペクトロスコピー	64
O-157	127
RICE	243
RSウイルス	120
Scammonの臓器別発育曲線	2
SFU分類	203
VCUG	69
VUR	67
West症候群	177
X線検査	60

小児看護ポケットナビ

2008年7月10日	初版第1刷発行
2008年8月10日	初版第2刷発行
2009年3月10日	初版第3刷発行
2010年2月10日	初版第4刷発行

編 集 斉藤理恵子(さいとうりえこ) 早坂素子(はやさかもとこ) 西海真理(にしうみまり)
発行者 平田 直
発行所 株式会社 中山書店
　　　 〒113-8666　東京都文京区白山1-25-14
　　　 電話　03-3813-1100（代表）
　　　 振替　00130-5-196565
http://www.nakayamashoten.co.jp/

DTP・印刷・製本　株式会社 公栄社

©2008 Nakayama Shoten Co., Ltd. Printed in Japan
ISBN 978-4-521-73044-8

- 本書の複製権・上映権・譲渡権・公衆送信権（送信可能化権を含む）は株式会社中山書店が保有します．
- JCOPY 〈（社）出版者著作権管理機構 委託出版物〉
本書の無断複写は著作権法上での例外を除き禁じられています．複写される場合は，そのつど事前に，（社）出版者著作権管理機構（電話 03-3513-6969, FAX 03-3513-6979, e-mail:info@jcopy.or.jp）の許諾を得てください．